MÉDECINE

ET

LÉGENDES BOUDDHIQUES

DE L'INDE

MÉDECINE

ET

LÉGENDES BOUDDHIQUES

DE L'INDE

PAR

Mme LIACRE-DE SAINT-FIRMIN

DOCTEUR EN MÉDECINE
LICENCIÉE ÈS SCIENCES

PARIS
ERNEST LEROUX, ÉDITEUR
28, RUE BONAPARTE-VIe

1916

A MON MARI, A MES ENFANTS, A MA FAMILLE

A MES MAITRES DANS LES HOPITAUX
A LA FACULTÉ DE MÉDECINE
ET EN SORBONNE

A MONSIEUR L'ABBÉ A.-M. BOYER

Membre de la Société Asiatique

A MONSIEUR LE PROFESSEUR SYLVAIN LÉVI

Professeur au Collège de France
Directeur d'Études à l'École Pratique des Hautes Études

A MON PRÉSIDENT DE THÈSE

MONSIEUR LE PROFESSEUR R. BLANCHARD

Professeur à la Faculté de Médecine
Membre de l'Académie de Médecine

AVANT-PROPOS

Tous les auteurs de tous les pays, de tous les temps, leur personne, leurs œuvres, et jusqu'aux êtres fictifs qu'a créés leur imagination, ont tenté successivement la manie de dissection et d'analyse des médecins.

De quel grand homme n'a-t-on pas fait une « observation » médicale, terminée par le plus précis des diagnostics rétrospectifs ? Quelle œuvre médicale ou littéraire n'a été étudiée, palpée, retournée en tous sens pour arriver à nous prouver que tel ou tel de ses aspects est la conséquence logique et inéluctable de telle ou telle disposition, toujours pathologique naturellement, de son auteur ?

Quant à l'histoire de la Médecine, elle n'est plus à faire, au moins dans ses grandes lignes ; et seules, des questions de détail, exigeant, par cela même qu'elles sont enfermées dans un cercle très étroit où il faut pénétrer par étapes successives, une vaste érudition, restent à élucider.

Le champ est donc très limité pour les recherches

de celui qui, lesté d'un bagage de savoir encore bien léger, ne peut entreprendre que des voyages très modestes.

Il reste une ressource : celle de lire pour s'instruire d'abord : c'est ce que nous avons fait, et nous avons simplement consigné et ordonné dans ce travail de début, l'ensemble des notes que nous avons recueillies au cours de nos lectures, c'est dire qu'il est présenté sans aucune prétention à une valeur historique ou scientifique.

Nous avons laissé de côté, faute de compétence, les ouvrages techniques de médecine, dont il n'existe que quelques rares traductions étrangères, le plus souvent incomplètes ou discutées ; nous n'avons pas cru devoir à leur sujet reproduire les commentaires des auteurs, qui comme le docteur Liétard et le docteur Cordier, les ont étudiés dans les textes originaux, et qu'on lira avec plus d'intérêt chez ces auteurs mêmes.

Nous nous sommes donc borné à l'étude de quelques livres que les orientalistes nous ont fait connaître et apprécier.

Si ce petit travail ne récompense pas suffisamment de leur patience ceux qui consentiront à le lire, notre consolation sera dans le souvenir des heures que nous avons passées, pour assembler nos matériaux, à la lecture de ces livres de l'Inde, toujours curieux, parfois étranges, qui ont révélé à notre ignorance tout un monde nouveau.

Qu'il nous soit permis, en terminant cet exposé, de remercier pour la direction qu'ils ont imprimée à notre travail et pour leurs précieux conseils, M. *l'abbé A.-M. Boyer*, membre de la Société asiatique, et M. *Sylvain Lévi*, professeur au Collège de France et aux Hautes Études.

Nous adressons également à M. *le Professeur Blanchard* nos remerciements d'avoir accepté la présidence de cette thèse.

INTRODUCTION

Le Buddhisme.
Livres médicaux et livres religieux.

1re PARTIE

L'Art médical. — La Médecine.

Les dieux de la médecine.
Le Buddha guérisseur.
Objet de la médecine buddhique.
Evolution et décadence.

Le Médecin.

Sa personnalité, son rôle et son rang social.
Histoire de Jivāka.

2e PARTIE

La Médecine dans les différentes phases de la vie humaine. — Coutumes et croyances populaires.

Procréation. — Naissance. — Hérédité.
La maternité. — La grossesse.
L'allaitement. — Soins à l'enfant.
La mort.

3e PARTIE

Les différentes branches de l'Art médical.

Anatomie, physiologie.
Pathologie générale.
Pathologie spéciale.
Thérapeutique.
Hygiène.
Conclusions.

Bibliographie.

Index des matières.

Index sanscrit.

INTRODUCTION

La médecine hindoue, on le sait depuis que les langues anciennes de l'Inde ont fait l'objet de sérieuses études, avait acquis un grand développement, cependant la médecine védique et brahmanique ne sort pas du cadre de l'empirisme et ce n'est guère que de la période bouddhique que datent les premiers ouvrages médicaux proprement dits qui nous sont connus : traités de *Charaka* et de *Suçruta* particulièrement. Quant à celui de *Vāgbhata*, considéré généralement comme datant du onzième siècle, nous verrons par la suite qu'on y trouve des invocations permettant de lui attribuer, au moins en partie, une origine bouddhique (1).

Le Bouddhisme naît au milieu d'un Brahmanisme corrompu et dégénéré, c'est une Réforme qui va donner au brahmanisme vieillissant le coup de fouet qui le stimulera et lui permettra de reprendre la première place.

« Le Bouddhisme et le Jainisme (2) ont, dit M. S. Lévi,

(1) Cf. Cordier, *Vāgbhata*, étude historique et religieuse (*Journal asiatique*, 1901).

(2) Jainisme : voir Index.

au regard du Brahmanisme, la supériorité fatale de l'hérésie dans l'histoire religieuse (1). »

Et voici ce que dit Weber, in *Indische Skizzen* (2) :

« Au moment où la hiérarchie brahmanique oppri-
« mait les peuples et où régnait cette vie voluptueuse
« et sensuelle, parut un homme qui se donna lui-
« même le nom de Buddha, le réveillé, et entreprit
« de réformer ce double abus d'une manière gran-
« diose. »

Le fils du roi alla prêchant de pays en pays, de ville en ville, enseignant à tous l'amour et la pitié, brisant les barrières sociales, parlant pour la première fois d'égalité de races, d'égalité dans le devoir, la misère et la souffrance. De riche il se fit pauvre pour prêcher la pauvreté, de puissant il se fit humble pour prêcher la charité.

« Aussi (dit encore Weber), cet appel adressé à tout
« le peuple indien et particulièrement aux parties souf-
« frantes de la population eut des conséquences réel-
« lement prodigieuses, et si d'un côté la rigueur des
« préceptes moraux du Buddhisme n'eût pas été trop
« pénible, si de l'autre la tolérance et la douceur pro-
« pres à cette doctrine ne lui eussent pas enlevé ses
« moyens de défense, la puissance de la hiérarchie
« brahmanique aurait difficilement supporté ce coup :

(1) S. Lévi, *la Science des religions et les religions de l'Inde.*

(2) Berlin, 1857. Traduit dans *Revue germanique* par F. Baudry, v, n° 5, mai 1858. Cité dans Introduction de l'*Histoire de la littérature indienne*, par A. Weber, trad. Sadous, Paris, 1859.

« mais les Brahmanes surent rappeler bientôt l'esprit « sensuel du peuple de cette froide et austère morale « aux créations de sa voluptueuse imagination, au « culte des Dieux dont les formes deviennent par « l'attrait de la volupté de plus en plus séduisantes ou « par l'effroi qu'elles inspirent de moins en moins « redoutables, et comme plus tard le Buddhisme, grâce « à ses tendances à l'universalité, fut particulière- « ment cultivé par les peuples étrangers qui régnè- « rent si longtemps sur le nord-ouest de l'Inde, les « Grecs et les Indo-Scythes, les Brahmanes surent « présenter au patriotisme des princes indiens leur « cause, revêtue des couleurs de la nationalité, et « après avoir, avec leur aide, repoussé la domination « étrangère, ils expulsèrent de l'Inde par une persé- « cution sanglante leurs compatriotes buddhistes. »

Telle fut la destinée du Bouddhisme hindou, qui, né du Brahmanisme, le domina, puis fut réabsorbé par lui.

Les livres qui se rapportent à cette période et dans lesquels nous avons cherché nos documents sont tous des livres religieux, les recueils de légendes et de contes étant eux-mêmes écrits dans le but de mettre à la portée de tous l'histoire et les enseignements du Buddha. Ces livres sont connus depuis longtemps, ils ont été traduits en persan, en arabe, en chinois, dans presque toutes les langues orientales.

Leur ton, en dépit de leurs tendances moralisatrices, est souvent facétieux, parfois la plaisanterie pour être mordante est plus digne de Rabelais ou du Décaméron que d'un livre de dogme, mais cependant toujours on y trouve, même mêlé à des farces grossières, ce souci de la vie supra-terrestre qui donne à la littérature hindoue, parfois imprécise et nuageuse, son caractère propre.

L'Inde est la patrie de la métaphysique et de l'idéalisme comme elle l'est de la magie et du tantrisme.

PREMIÈRE PARTIE

L'ART MÉDICAL. LA MÉDECINE

Les secrets de l'art médical sont révélés par Dhanvantari lui-même à Suçruta et la médecine est sous la protection des Açvins, divinités dans lesquelles on a cru reconnaître les Gémeaux, Castor et Pollux; on trouve dans la tradition septentrionale des Buddhistes (Mahavastu) ce récit de leur naissance (1) :

Le sage Noir-de-Couleur qui dirigeait Gotama dans son entrée en religion, convaincu que l'extinction de la race royale (2) serait un désastre, conseilla à Gotama d'avoir des enfants, — « au même moment il fit tomber « une pluie qui rafraîchit le corps de Gotama, — le « souvenir et la force virile lui revinrent alors ; le sens « génésique s'éveilla, et un mélange de sang et de « gouttes brillantes tomba sur la terre. — De là se for-

(1) KERN, *Histoire du Buddhisme dans l'Inde*, t. Ier, p. 251.

(2) Gotama Buddha était roi de la tribu des Cākyas.

« mèrent des œufs qui furent couvés par la chaleur du « soleil, de sorte que deux petits garçons en sortirent; « ils se cachèrent dans un bosquet de cannes à sucre, « mais Gotama mourut par suite de la chaleur des rayons « du soleil. »

Noir-de-Couleur les recueille et les fait élever. — Quant à la nature exacte de Gotama, nous étendre sur ce point nous mènerait trop loin et bien en dehors des limites de notre sujet (1). Voici ce qu'en dit Kern : « Le « fait que Gotama périt à la chaleur croissante du so- « leil prouve avec certitude qu'il est un phénomène « lumineux, disparaissant à la lumière plus puissante « du soleil, mais on peut appliquer l'expression aussi « bien à une planète qu'à une étoile fixe et même au « matin, nous croyons qu'il faut l'identifier avec la pre- « mière lueur matinale, le soleil qui annonce par des « raies lumineuses à l'horizon sa venue prochaine. » Le Buddha serait ainsi le soleil levant, soleil du matin vivificateur et bienfaisant, à ce titre vraiment roi des médecins.

La médecine bouddhique, en même temps qu'elle se montre différente de la médecine primitive hindoue, celle-ci purement empirique, celle-là à tendances scientifiques, nous montre aussi plus que les autres médecines antiques orientales réduites à de simples prescriptions d'hygiène, une solidarité étroite entre la médecine du corps et la médecine de l'âme, l'une et

(1) Cf. SÉNART, *Essai sur la légende du Bouddha*, et KERN, *loc. cit.*

l'autre se fondant, se pénétrant, s'empruntant l'une à l'autre des comparaisons, des procédés.

Les quatre vérités cardinales de la Loi sont empruntées à la médecine (1).

1. Le médecin constate la maladie.

2. Il en reconnaît la cause, consistant en virus, mauvaises humeurs.

3. Il comprend que ces humeurs doivent être écartées.

4. Il recourt pour cela aux procédés médicaux ou chirurgicaux.

Et dans l'œuvre de Vāgbhata (2) nous voyons que la préoccupation constante qui domine l'étude des maladies et de leurs remèdes est d'ordre moral; par là peut être s'explique aussi la décadence de la médecine en tant que véritable science, à partir du moment où le Brahmanisme supplantera le Buddhisme.

Le Buddhisme est en effet vaincu par le Brahmanisme sensuel et féroce qui prend sa revanche, le Buddha est mort et les dieux du panthéon brahmanique vont revivre, leurs autels se relèvent, la médecine du corps ne sera plus l'alliée de la médecine de l'âme pour se pencher vers les souffrances et les apaiser, la médecine voudra faire vivre ce corps qui redemande à jouir des plaisirs et des folies de la terre. Or, dans

(1) Kern, *loc. cit.*, p. 216.

(2) Plus récent, nous l'avons vu, mais pouvant, au moins par ses origines, se réclamer de la période bouddhique. — Cf. Cordier, *loc cit.*

l'âme du peuple est demeurée l'empreinte de cette vie morale si intense, si profonde qu'y avait fait éclore la parole du Maître. Dans ce remous de passions terrestres que deviendra cette lueur ayant perdu son orientation, tenant encore par ses origines à cette vie de l'au-delà que six siècles de pitié lui avaient fait entrevoir ? Elle retournera aux charmes, aux évocations, aux maléfices, la vieille magie de l'Atharva se réveillera de son silence, la médecine retournera à l'empirisme dont elle tenait sa première naissance.

LE MÉDECIN

Le Médecin, avons-nous dit, n'est déjà plus un sorcier, c'est déjà vraiment un homme de l'art faisant des études spéciales dans un but déterminé, ainsi que nous le verrons par l'histoire de Jivāka, roi et modèle des médecins.

Un autre avant lui, d'ailleurs, est considéré comme le médecin et le guérisseur par excellence, c'est le Buddha lui-même.

C'est ainsi que nous le voyons se rendant, appelé par les habitants, à la ville de Vaiçāli, décimée par une épidémie; dès qu'il met le pied dans le pays une pluie abondante commence à tomber qui purifie l'air, et la maladie cesse (1).

Ou bien, âgé seulement de 22 ans, étant encore Bodhisattva, il enlève jusqu'au ciel un arbre qui dans sa chute avait barré la rivière Rouge. L'arbre enlevé par le Maître se brisa et il dit aux gens accourus : « Cet arbre a une force rafraîchissante, il chasse les fièvres bilieuses et d'autres maux, hachez-le donc en pièces et emportez-le (2). »

(1) Hardy, *Manual of Buddhism*, p. 236.

(2) Kern, *Histoire du Buddhisme*, t. Ier, p. 145.

Dans le *Lalita-Vistara*, le Buddha est également représenté deux fois comme médecin (1).

D'ailleurs, dans deux ouvrages attribués à Vāgbhata, on trouve au début ces deux mangalakaraṇas (*invocations*) dans l'*Aṣṭāṅgasaṅgraha* :

« Hommage à ce Buddha qui par la force de la sa-« gesse et des mantras a dompté l'hydre terrible de la « pensée, qui pour antre a l'organisme auquel elle est « attachée, pour bouche l'ignorance (trouble d'esprit), « pour œil enflammé la passion, pour dent le doute, « pour poison l'amour et la colère, pour crête mobile « la haine, pour tête les conceptions inexactes, pour « corps (stature?) la convoitise. Je salue de la tête ce « *médecin unique* grâce à qui toutes les maladies cons-« titutionnelles qui sont le raga (passion) et les autres « kleça, imperfections) avec leur racine (avidyā, l'igno-« rance) ont été extirpés de l'humanité et (je salue) « aussi ceux qui connaissent la tradition médicale, mon « grand-père (2) et les autres (médecins). »

Dans l'*Aṣṭāṅgahṛdayasaṃhita* :

« Hommage à ce médecin sans précédent qui a détruit « le rāga et les autres (klèça), c'est-à-dire les maladies « éternelles et inhérentes, générales qui s'étendent à « tout l'organisme engendrant l'inquiétude (autsukaya), « le trouble d'esprit (mōha) et l'agitation (arati) » (Cf.

(1) Et dans le *Karma Çataka* (178) : Go (le bœuf) il vient lui-même guérir le chef de troupeau qui s'était battu avec un autre et dont les entrailles sortaient, il les rentre, coud la plaie et guérit le blessé.

(2) Vāgbhata est considéré comme petit-fils d'un autre médecin du même nom (CORDIER).

Sutra ni Kandjour, I, V, 33, p. 11) (1) et au cours de ces deux ouvrages le Buddha est encore représenté comme le parfait guérisseur, le maître de la médecine, les hommes lui sont redevables d'un antidote du poison des centipèdes.

Ailleurs, « pour la cure de la lèpre un même culte « propitiatoire rapproche les Jinas et les Bodhisattvas « d'éléments astronomiques », et il dit lui-même (2) : « C'est pour le monde entier, les hommes et les dieux, « que je suis un grand médecin. »

Cette universelle science médicale n'empêche pas le Bodhisattva de se servir parfois de moyens rien moins que scientifiques et quelque peu curieux pour exercer son art. C'est ainsi que dans le *Tripitaka* (3) nous voyons louer la science du Bodhisattva qui connaissait à fond toutes les recettes médicales et tous les cris d'animaux, et l'ouvrage ajoute que c'est cette dernière connaissance qui lui servit surtout à observer la loi !

Et le Maître lui-même qui dans un moment où il fut très gravement malade ne résista à la force du mal et ne guérit que grâce à la supériorité de son intelligence, fut dans d'autres circonstances d'une humanité très ordinaire ; telle l'aventure lamentable qui lui arriva le jour où, après avoir mangé le rôti de porc du forgeron

(1) CORDIER, *Vāgbhata*. Étude historique et religieuse (*Journal asiatique*, t. XVIII, IXe série, 1901).

(2) *Sûtralaṃkara* (trad. HUBER).

(3) ED. CHAVANNES, *Cinq cents contes et apologues traduits du chinois* (extraits du *Tripitaka*).

Cunda, il en eut une terrible indigestion avec diarrhée sanguinolente et douleurs très cruelles.

D'ailleurs, pour être l'Omniscient et l'Omnipotent, il ne dédaignait pas pour cela l'usage des purgatifs, ainsi que nous le verrons dans l'histoire de Jivāka, et les préoccupations scatologiques ont une grande place dans la vie de ces illustres héros.

Au sujet des mésaventures physiologiques que la légende du Buddha nous transmet, il conviendrait peut-être d'ailleurs de se poser cette question : faut-il y voir une simple naïveté, en rapport avec l'esprit facétieux que l'on retrouve en maints endroits de la littérature bouddhique — faut-il y attacher un sens plus profond — notre mentalité occidentale considère le Buddha comme un homme élevé à la dignité d'un dieu, pour le Buddhiste, le Buddha est l'Homme Parfait arrivé au degré suprême de l'évolution, état auquel les Dieux eux-mêmes doivent prétendre pour sauver leur âme. Or si le Buddha est l'Homme, la légende devait lui conserver les misères et les infirmités humaines, de crainte précisément qu'on ne le prît pour un mythe, un être irréel.

HISTOIRE DE JIVĀKA (1)

Nous raconterons ici comme un des monuments les

(1) Voir : a) Ed. Chavannes, *Cinq cents contes et apologues traduits du chinois*, Paris, Leroux, 3 vol., p. 325 : n° 499 : « Sūtra prononcé par le Buddha au sujet de l'Avadāna concernant Fille-de-Manguier (Amrapāli)

plus curieux de l'histoire médicale de l'Inde. l'étrange et légendaire histoire de Jivāka.

La mère de Jivāka se nommait *Fleur-de-Manguier*. Ce nom poétique lui fut donné parce qu'elle ne naquit pas d'un fœtus mais bien pendant 91 kalpas (1) du cœur d'une fleur de manguier.

A sa dernière naissance elle fut recueillie par un brahmane qui la découvrit : il avait, pour le faire croitre, entouré de sollicitude et de soins un manguier qu'il avait arrosé du lait d'une vache ayant bu elle-même le lait de cent autres vaches, et un jour, alors que le manguier fleurissait en récompense de tant de zèle, au centre d'une fleur épanouie, le brahmane aperçut la jeune fille qu'il recueillit et éleva.

Elle devint une célèbre courtisane, la plus célèbre de son temps, on la nomme aussi Amrapāli.

Sept rois à la fois prétendirent à sa main, et comme chacun voulait l'emporter, sur les conseils du brahmane, son père adoptif, les rois se réunirent et délibérèrent pour savoir lequel avait plus de titres à l'obtenir. Bimbasāra, l'un des sept rois, plus avisé, s'esquiva du conseil et pendant que les autres continuaient leur délibération il pénétra près d'Amrapāli et s'étendit à ses côtés.

et K'iju (Jivāka). » Indication de source : *Tripitaka* (voir Index), XIV, 6, pp. 48 r°, 52 v°).

b) Kern, *Histoire du Buddhisme dans l'Inde*, trad. Huet. (*Annales du Musée Guimet*, t. X, Paris, 1901, 2 vol.: vol. I, pp. 130 et ss.)

c) Hardy, *Manual of Buddhism*, pp. 244, 246, 248, 251 et ss.

(1) Kalpa : voir Index.

Le lendemain elle lui dit : « Grand roi vous avez « daigné abaisser votre majesté pour venir jusqu'à « moi, maintenant cependant vous allez me quitter et « partir, si j'ai un enfant il sera de sang royal, à qui « devrai-je le confier? — Le roi lui répondit : « Si « c'est un fils, vous me le rendrez, si c'est une fille « je vous la donne. » Alors le roi, retirant de sa main un anneau d'or le remit à Fille-de-Manguier afin qu'elle pût ultérieurement s'en servir comme d'une preuve de la paternité du roi — et il s'en alla.

Fille-de-Manguier, devenue en effet enceinte, se dissimula pendant neuf mois aux regards de ses admirateurs et se tint enfermée dans son palais ; à terme elle mit au monde un garçon dont le visage était fort beau et qui tenait en sa main un sac d'aiguilles à acupuncture (1).

Le brahmane consulté au sujet de ce prodige déclara : « Cet enfant est fils de roi, d'autre part il tient un ins-« trument médical : il sera certainement roi-médecin. »

Fille-de-Manguier ordonna que son nouveau-né fût exposé dans la rue, Abhaya, autre fils de Bimbasāra, le recueillit et lui donna le nom de K'iju (Jivāka).

D'après le texte du *Kandjour* thibétain (2) Bimbasāra

(1) Remarquons ici que le conte a été traduit du sanscrit en chinois : l'acupuncture est en effet, de temps immémorial, un procédé employé en Chine pour guérir toutes les maladies, procédé qui n'a d'autre valeur d'ailleurs que celle d'une manœuvre empirique, car il s'applique à tort et à travers à des affections de natures très diverses et souvent dans une région bien éloignée du siège du mal.

(2) *Kandjour* (*Dulva*, vol. III, f. 87).

a également deux fils : l'un avec une courtisane, il se nomme Gjon-nu-Hjigs-med et devient charpentier, un autre naît de son adultère avec la femme d'un marchand : Hts'o-byed-gjon nus-gsos qui, lui, étudie la médecine et dans lequel il est facile de reconnaître Jivāka.

D'après Hardy (1), Abhaya ne serait plus le frère naturel de Jivaka mais bien son propre père, et ainsi s'expliquerait l'empressement qu'il met à le recueillir et la tendresse qu'il lui témoigne.

Quoi qu'il en soit, dès l'âge de huit ans, Jivāka se montra fort supérieur à la moyenne des enfants. S'étant entendu un jour traiter par ses camarades d'enfant sans père, il demanda à sa mère le secret de sa naissance ; celle-ci lui remit alors le sceau du roi Bimbasāra et l'enfant se mit en route pour aller vers son père, qu'il rejoignit. Celui-ci qui le reconnut au signe qu'il lui apportait, se souvint de sa promesse et le nomma son héritier.

Or, Jivāka déclara à son père que puisque celui-ci avait un autre fils plus âgé que lui-même et né d'une première femme, il désirait renoncer à son titre de prince héritier et étudier la médecine. Le roi, consentant, lui donna pour maître les meilleurs médecins du royaume. Cependant Jivāka suivait si mal leurs leçons que ces illustres praticiens en conçurent quelque dépit et le lui reprochèrent en ces termes quelque peu serviles :

(1) Hardy, *Manual of Buddhism*, p. 244.

« L'art de la médecine n'est point relevé, en vérité il « ne saurait être l'objet de l'étude du très honorable « prince héritier. Cependant on ne peut s'opposer aux « ordres du roi. Or voici plusieurs mois que nous « avons reçu ses ordres, et, ô, prince vous n'avez pas « même retenu la moitié d'une seule phrase de nos « formules, si le roi nous interroge sur vos progrès, « que lui répondrons-nous ? » Jivāka leur dit tranquillement : « A ma naissance j'eus dans ma main l'indica- « tion que je serais médecin, c'est pourquoi j'ai dit au « grand roi : je renonce aux titres glorieux et je « demande à étudier l'art de la médecine, comment « donc serais-je si négligent que je vous oblige à me « réprimander ? Ma conduite s'explique d'une façon « fort simple : votre science à tous est insuffisante et « impuissante à m'instruire » — et s'emparant des livres il posa lui-même à ses maîtres des questions auxquelles il ne surent répondre ; confus, ils s'agenouillèrent devant lui et lui rendirent hommage.

Néanmoins Jivāka désira un maître vraiment capable de lui donner un enseignement en rapport avec son désir de s'instruire de tous les détails de son art. Il se rendit à Taxaçila auprès d'Atri, surnommé Pingala, renommé pour sa science.

Quand il arriva auprès de cet illustre maître, celui-ci commença par lui demander à combien se monterait le prix de son enseignement. Jivāka déclara ne pouvoir payer, dit qu'il s'était sauvé de chez ses parents dans le but de s'instruire, et offrit à Astri de demeurer chez lui comme domestique en échange de ses leçons, le maitre accepta et durant sept années instruisit son élève. Au bout de ce temps Jivāka lui demanda quand son instruction serait achevée. Sans répondre à sa question Pingala lui ordonna de rechercher dans un territoire déterminé toutes les plantes *inutiles* au point de vue médicinal.

Qu'admirerons-nous davantage ici, la richesse de la thérapeutique hindoue ou le savoir immense de Jivāka, ou les deux à la fois ? il lui fut impossible de découvrir une seule plante qui n'eût à sa connaissance une vertu curative, il le dit à Pingala qui s'écria : « Allez, vous qui possédez désormais toute la science médicale, je suis le premier en cet art dans le Jambudvipa, mais après ma mort vous êtes digne de me succéder.

Ainsi commença la carrière de Jivāka. Il guérissait toutes les maladies qu'il soignait et, dit le conte (1) : « Parfois avec une seule plante, il soignait toutes « sortes de maladies, parfois avec toutes sortes de « plantes, il soignait une seule maladie. Parmi les « herbes de ce monde, il n'y en avait pas une qui ne « fut susceptible d'être employée par lui, parmi les « maladies qui sont dans le monde, pas une qu'il ne « pût guérir. »

Et quand il mourra, après une vie bien remplie, toutes les plantes se mettront à pleurer, disant que

(1) Ed. Chavannes, *Contes...* (n° 189).

désormais les hommes les emploieront sans discernement et devant des insuccès accuseront les plantes de n'être point divines.

Au moment où vont commencer les cures mémorables de Jivāka se place, pouvant servir d'introduction lointaine à l'histoire de la radioscopie, la merveilleuse légende du « Bois roi-médecin » de l'illustre praticien.

Jivāka se rendait au palais royal, quand, devant la porte, il rencontra un jeune garçon porteur de deux fagots qu'il rapportait chez lui pour se chauffer. Or, dès que Jivāka le vit, il distingua les cinq viscères de l'enfant, l'estomac, les intestins au travers de son corps. Il se dit alors : « Dans le livre des plantes on parle « de l'arbre roi-médecin (bhaisa jyarāja) qui de l'extérieur illumine l'intérieur et permet de voir les viscères dans le ventre d'un homme ; n'y aurait-il pas quelque morceau de l'arbre roi-médecin dans le bois mort « que porte cet enfant ? » Il demanda à l'enfant combien il voulait de son bois. Dix pièces de monnaie, lui fut-il répondu. Il paya sur-le-champ cette somme et au moment où l'enfant déposa son bois à terre son corps devint obscur.

Jivāka se mit alors en devoir de découvrir au milieu du fagot quel était celui des morceaux de bois qui possédait le pouvoir merveilleux; il les prit l'un après l'autre et à mesure les approchait du ventre de l'enfant, tout demeurait obscur, et seule, après que les deux fagots furent épuisés, une brindille resta à terre. Jivāka s'en saisit, et à peine l'eut-il approchée du corps de l'enfant que l'intérieur de son corps devint lumineux.

Jivaka en fut tout joyeux en rendant à l'enfant, enchanté de l'aubaine, toute sa charge de bois, il garda sa brindille et résolut de s'en retourner exercer son art dans son pays d'origine.

*
* *

Revenu dans le royaume de Sakéta, il soigna la femme d'un notable qui depuis douze ans souffrait de maux de tête affreux sans qu'aucun médecin eût pu la guérir.

Le texte extrait du *T.* s'étend longuement sur l'insistance qu'il dût mettre à pénétrer près de la malade; celle-ci découragée ne voulait plus voir aucun médecin, et, détail savoureux digne de temps plus modernes, Jivāka ne vainquit sa résistance qu'en lui faisant tenir l'assurance qu'elle ne paierait qu'après la cure... en cas de succès et que le prix serait fixé par elle-même, « pensant, dit le texte même du *Sūtra*, « qu'ainsi elle ne risquait rien », elle ordonna de le faire entrer, n'ayant d'ailleurs que peu de confiance dans le résultat que pouvait obtenir ce jeune praticien nouveau venu, là où les plus grandes célébrités médicales du lieu avaient échoué.

L'interrogatoire de Jivāka est un modèle d' « observation » logique et complète. — « Il demanda à la « malade quelles étaient ses souffrances. — Elle répon-« dit qu'elle souffrait de telle et telle manière. — Com-« ment, reprit-il, a commencé votre maladie ? — Elle

« a commencé dans telles et telles circonstances. — « Est-elle ancienne ou récente ? — Elle date de telle « époque, » etc... — Muni de ces renseignements, il versa dans le nez de la malade un remède frit dans le beurre, et le beurre ressortit par la bouche mêlé de salive : la voie était libre, la malade guérie.

Or, la femme recueillit le beurre ainsi rejeté et le sépara de la salive, disant qu'il pourrait encore servir pour allumer la lampe. Jivāka la voyant faire pensait en lui-même qu'une telle avarice promettait de bien maigres honoraires, et déjà il se repentait de n'avoir point convenu à l'avance de leur montant. Mais la malade chez qui une sage économie n'excluait pas la générosité, se montra, dans sa reconnaissance, très large envers son sauveur à qui elle donna quatre cent mille onces d'or, ainsi que des esclaves, des servantes, des chars et des chevaux.

Jivāka, lui non plus, n'était pas un ingrat ; après qu'il eut été comblé de toutes ces richesses, il retourna auprès du roi Abhaya et les lui offrit en souvenir de ce qu'il l'avait autrefois recueilli et fait instruire. Abhaya refusa.

La deuxième cure dont il est fait mention dans l'histoire est non moins merveilleuse.

Il s'agit d'un malade, un enfant disent les uns (*Trip.*), un homme (d'après Hardy, puisqu'il parle de sa femme), dont les intestins s'étaient noués tandis qu'il jouait sur une roue. Il ne mangeait plus, ne buvait plus, car rien ne pouvait passer, et il était d'une maigreur extrême, tel une pièce de bois, et « de « l'huile versée dans les trous qui se présentaient « entre ses os, y demeurait comme en un vase » ; une telle cachexie menaçait les jours du malade et même, disent certains, quand Jivāka arriva près de lui, il était si mal qu'on le croyait déjà mort et qu'on préparait ses funérailles.

Néanmoins, il dit au patient qu'il pouvait très bien le guérir et il se disposa à l'opérer. Il mit tout le monde, sauf la femme de son client, à la porte qu'il verrouilla, roula son malade dans un vêtement (la partie supérieure du corps seule probablement ?), lui couvrit la figure d'un oreiller et, prenant un instrument tranchant sans que l'homme pût voir ce qu'il allait faire, il lui fendit la peau de l'abdomen, sortit ses intestins, montra à la dame (*sic*) comment le nœud s'était fait et en un tour de main remit tout en position normale et recousit la peau. Ensuite de quoi, il frotta avec un onguent le notable qu'il délivra de son oreiller, le remit dans son lit, lui donna une boisson de gruau et trois jours après l'homme put se lever.

La cicatrice était si « belle », comme disent nos modernes chirurgiens, que les poils repoussèrent sur la ligne de suture et qu'on ne put la distinguer des parties avoisinantes.

Cette cure valut à Jivāka douze cent mille onces d'or ! Toujours désintéressé, il alla offrir cette fois à Pingala, son maître, la somme ainsi acquise ; le grand homme fit quelques façons, protesta, mais il faut croire que ce fut seulement pour la forme, car Jivāka ayant insisté, il se laissa forcer la main de la meilleure grâce du monde, et accepta au surplus les honoraires plus modestes de cinq cents onces d'or que Jivāka lui abandonna encore, après les avoir reçus d'une autre cliente à qui, l'ayant guérie, il avait tenu ce langage :

« Si vous voulez absolument me récompenser pour « le service que je vous ai rendu, donnez-moi cinq « cents onces d'or, ce n'est pas que je veuille me ser- « vir de cet or, mais voici pourquoi je vous le demande : « tout homme qui a étudié une doctrine doit remercier « son maître, *quoique ce ne soit pas mon maître qui « m'ait enseigné ce que je sais*, je n'en suis pas moins « son disciple, aussi quand j'aurai reçu votre or, je le « lui donnerai. »

Ainsi fut fait et certes jamais argent ne fut mieux mérité, jamais par un exemple plus probant ne fut démontrée l'utilité de la radioscopie. Voici comment :

La malade aux cinq cents onces d'or, une jeune fille, était tout simplement déjà morte quand Jivāka entreprit de la guérir. Mais il vint et avec son bhaisa jyarāja, il éclaira l'intérieur de sa tête, il y aperçut plusieurs centaines de vers de toutes tailles qui avaient entièrement dévoré son cerveau. Jivāka ouvrit la tête, en sortit les vers, puis avec trois graisses répara les lésions des os, refit un cerveau, et guérit enfin la plaie faite par son couteau. Il n'y a pas lieu de s'étonner si, l'opération terminée, il recommanda dix jours de calme complet autour de la malade, et si le père gourmanda la mère qui ne cessait de pleurer, crier, se lamenter et s'agiter auprès d'elle. La chose admirable c'est qu'elle guérit et il n'y a pas, que nous sachions, un succès semblable à celui-ci dans les fastes de notre chirurgie moderne !

Toujours à l'aide de son bhaisa jyarāja, Jivāka guérit le fils d'un grahpāti (1) qui, s'exerçant au saut sur le dos d'un cheval de bois, tomba à terre. Le foie s'était retourné, le souffle vital s'était trouvé arrêté et ne pouvait plus passer ! Là encore, se servant de son couteau, qui semble d'ailleurs composer tout son arsenal chirurgical, il ouvrit le ventre du malade (du mort ?) remit tout en place, et par ses trois onguents acheva la guérison. Cela lui rapporta cinq cents onces d'or que cette fois il donna à sa mère.

Telles sont les quatre cures qui établirent la renommée de Jivāka.

*
* *

Parmi ses premières cures il convient aussi de signaler la guérison du roi Bimbasāra qui, affligé d'une fistule à l'anus, souillait toutes ses robes « ce qui le rendait ridicule aux yeux de ses reines ». Jivāka apporta sous son ongle un peu de médecine dont il oignit la fistule. En payement de sa guérison le roi ordonna à ses cinq cents femmes de livrer à notre illustre médecin tous leurs bijoux, mais celui-ci refusa ; il fut appelé

(1) Grahpāti : cf. Index.

alors à la dignité de médecin du harem et de la congrégation (du Buddha).

Dans une autre circonstance, bien que très jeune encore, il guérit le roi de Udeni, Canda Pradyota, qui souffrait d'accès de fureur (?), (de jaunisse, d'après Hardy) (*M. of. B.*), et avait fait mettre à mort un grand nombre de médecins qui n'avaient pu réussir à le guérir.

Lorsque ce roi fit demander Jivāka, Bimbasāra, qui était aussi son père, hésitait à laisser partir le précieux médecin, — ils se rendirent tous deux auprès du Buddha et le consultèrent afin de savoir s'il était sage d'aller auprès de ce dangereux malade. A dire vrai, l'illustre Jivāka, comme on le verra de nouveau par la suite ne semble pas toujours avoir été d'un courage à toute épreuve et en diverses circonstances laissa bien un peu paraître que le souci de sa propre sécurité pouvait parfois prendre le pas sur son devoir professionnel.

Voici donc la conduite que lui dicta le Buddha : « Dans une existence antérieure, vous et moi avons « fait le serment de travailler ensemble à secourir « tout l'univers, moi soignant les maladies de l'âme, « vous soignant les maladies du corps ; maintenant « j'ai obtenu de devenir Buddha, c'est pourquoi, con- « formément à notre ancien vœu, vous devez rassem- « bler tous les êtres devant moi (pour que je puisse « les guérir). Le roi est gravement malade, il s'est

« adressé à vous de loin, pourquoi n'iriez-vous pas « auprès de lui? Allez promptement le secourir, ima- « ginez quelque bon procédé pour qu'il guérisse cer- « tainement de sa maladie, ce roi ne vous tuera pas. »

Jivaka partit donc trouver Canda Pradyota; avec son bhaisa jyaṛaja il examina les viscères du roi, constata les désordres de son sang dans ses cent veines; puis il arracha à la reine mère le secret qu'elle avait conçu son fils des œuvres d'un serpent long de plus de trente pieds qui s'était jeté sur elle un jour qu'elle dormait (1).

Jivāka découvrit que pour guérir le roi il fallait lui faire absorber du beurre fondu, contrepoison du venin de serpent qui était en lui, et ainsi s'explique l'horreur que le roi professait pour le beurre fondu et pour l'huile, à tel point que leur odeur seule le faisait entrer en fureur.

Jivāka lui en fit prendre par ruse, de complicité avec la reine mère, mais craignant, ce qui arriva en effet, qu'une fois le beurre avalé le roi n'eût quelques nausées et ne s'aperçût du subterfuge, il jugea prudent de s'esquiver.

Alors commence le récit d'un voyage des plus fantaisistes qui nous montre l'infortuné Jivāka, sûr de l'excellence de sa thérapeutique, mais effrayé de la réaction violente qu'elle devait produire chez le roi, fuyant de toute la vitesse du meilleur éléphant de celui-ci (qu'il lui avait dérobé), poursuivi par le premier

(1) D'après Hardy : ce serpent était un scorpion.

ministre Kākā que le roi avait lancé à ses trousses et qui lui en voulait personnellement. Mais Kākā fut joué dans l'affaire, car pour arrêter sa poursuite Jivāka le voyant à bout de souffle lui offrit de partager avec lui une mangue et une tasse d'eau, et dans la part de Kākā il mit subrepticement une certaine drogue qui causa au malheureux une dysenterie telle qu'il ne cessa d'aller à la selle, fut pris de vertiges, d'une faiblesse extrême et ne put remuer.

Le lamentable Kākā implora le secours de Jivāka qui le rassura, lui disant qu'il ne courait aucun danger et qu'il n'avait pas eu d'autre dessein que de l'immobiliser pendant trois jours. En effet au bout de ce temps « le poison ayant été entièrement éliminé par en « bas » le ministre fut guéri.

Pendant ce temps, le roi le fut aussi, mais bien que Jivāka apprit au loin par un envoyé du roi que son remède avait agi, il conservait quelque crainte de retourner près de son irascible client, il alla donc de nouveau consulter le Buddha qui lui dit :

« Jivāka, dans une existence antérieure, vous avez « fait vœu de réaliser une action méritoire, comment « pourriez-vous vous arrêter à mi-chemin ? Il vous faut « maintenant repartir, quand vous aurez guéri la « maladie extérieure de ce roi, moi à mon tour, je gué- « rirai sa maladie intérieure. »

Jivāka retourna près du roi, refusa les présents dont celui-ci voulut le combler, et pour seule récompense lui demanda de consentir à recevoir le Buddha et à s'instruire près de lui de la loi sainte, et le Buddha, après que le roi eut prié, vint de lui-même le trouver, et lui donna l'intelligence et la sagesse.

∴

Nous ne raconterons pas ici une mémorable opération césarienne qu'accomplit Jivāka (cf. Accouchement), mais voici une autre guérison qui fait honneur à sa sagacité et montre que, de tous temps, le médecin dut faire intervenir dans son traitement la connaissance de la psychologie du malade. Il devait un jour donner ses soins à un riche maître de corporation que le roi voulait honorer et remercier de services qu'il en avait reçus en lui envoyant son propre médecin.

Le patient, depuis sept ans, souffrait de violents maux de tête. Jivāka se rendit auprès de lui, l'examina minutieusement et... lui posa cette question : « Si je vous guéris, que me donnerez-vous ? »

Le malade promit tous ses biens, et plus encore, sa propre personne en servitude.

Jivāka sans répondre lui demanda encore si, pour sa guérison, il consentirait à demeurer couché successivement sept mois sur le côté droit, sept autres sur le côté gauche, et sept autres encore sur le dos. La réponse fut affirmative.

Alors le chirurgien le fit coucher, maintenir solidement sur son lit par des aides, et délibérément lui ouvrit le crâne ; il en tira deux animalcules, un gros et un petit, l'histoire ne nous donne aucun renseignement sur leur espèce.

Or, nous voyons à cet instant Jivāka, soucieux des règles de la déontologie confraternelle, donner raison à deux médecins qui, ayant avant lui examiné le malade, n'avaient pas manqué d'émettre deux avis différents. Jivaka déclara que celui qui avait annoncé la mort du patient comme fatale au bout de cinq jours n'avait en vue que la présence du gros animal, que celui qui l'avait annoncée à l'échéance d'une semaine, au contraire, n'avait soupçonné que la présence du petit, lequel était incapable de dévorer le cerveau du malade aussi rapidement que son congénère plus gros et ne pouvait guère venir à bout de sa besogne en moins de huit jours.

Ayant terminé l'exposition de ces ingénieux aperçus, Jivaka referma le crâne du maître de corporation, qui, pendant ce temps, béait toujours, fixa la peau et recouvrit le tout d'un emplâtre.

Au bout d'une semaine, le malade commença de se plaindre d'être toujours couché du même côté, disant qu'il préférait mourir que d'endurer pareil supplice. « Couchez-vous donc de l'autre côté », lui dit Jivāka.

Huit jours après, mêmes plaintes. « Couchez-vous sur le dos », dit encore Jivāka, sans autre commentaire.

La semaine écoulée, le malade gémit encore. « Levez-vous donc », dit alors Jivāka, puis : « Mon cher monsieur,
« si je ne vous avais pas dit d'avance que vous deviez
« rester couché pendant vingt et un mois, vous n'eus-

« siez pas persisté pendant autant de jours, c'est pour-
« quoi j'ai pris mes précautions, sachant que vous
« seriez guéri en trois semaines. » Et il ajouta : « Vous souvenez-vous de ce que vous m'avez promis en payement ? » Le malade, fidèle à sa parole, se déclara prêt à tenir sa promesse, c'est-à-dire à abandonner tous ses biens à Jivāka et à entrer même chez celui-ci en qualité d'esclave. « Plaisanteries que tout cela, dit le chirurgien, donnez seulement au roi, mon maître, cent mille écus et autant à moi et ce sera tout. »

La cure qui honore le plus Jivāka fut sans contredit celle par laquelle il guérit le Tathāgata atteint de constipation.

Le fidèle disciple du Maître, Ananda, vint trouver l'illustre médecin et lui expliqua de quel mal souffrait le Seigneur.

Jivāka prescrivit d'abord de frotter d'huile le corps de celui-ci durant plusieurs jours. Après ce traitement préparatoire, il se rendit auprès du Tathāgata et, pensant qu'un aussi grand personnage ne pouvait être purgé comme tout le monde, il lui appliqua le remède original que voici : Il prit trois poignées de feuilles de lotus sur (?) lesquelles il avait fait des décoctions de différentes herbes et il en fit aspirer le parfum au malade. Or, Jivāka avait calculé que chaque poignée de feuilles de lotus devant assurer dix évacuations, le Maître évacuerait ainsi trente fois. Cependant, au dernier moment, un scrupule lui vint, et songeant qu'il s'agissait d'un cas particulièrement grave, il se dit que peut-être, il pourrait bien ne se produire que vingt-neuf selles, mais poursuivant le cours de ses réflexions, il se consola en pensant que le malade devrait se purifier par un bain qui provoquerait la trentième selle nécessaire et qu'ainsi tout irait bien.

Tout alla bien en effet, et même le Seigneur qui connaissait tout ce qui se passait dans l'esprit du médecin, fit préparer son bain avant même que Jivāka fût revenu pour le lui ordonner.

Pour parachever la cure, défense fut faite à l'illustre constipé de prendre de la sauce.

Jivāka, bien loin de se faire payer cette fois, donna à son malade deux pièces d'étoffe merveilleuse qu'il avait reçues en présent du roi Pradyota et il le supplia de permettre aux moines l'usage de vêtements laïques très simples. La permission fut accordée, et dès lors, les habitants de toute la région rivalisèrent de générosité pour vêtir les moines.

Telles sont les principales aventures de Jivāka.

Pour expliquer un succès si merveilleux, il faut savoir quels mérites en avaient été la cause.

Jivāka, dans une existence antérieure, était de pauvre famille. Il balayait pour les bhiksunis et chaque fois que son travail était terminé, il disait : « Puissé-je « balayer aussi promptement toutes les maladies et « impuretés qui sont dans le corps des hommes en ce « monde. »

Fleur-de-Manguier qui, à ce moment, était bhiksuni dans ce couvent, l'appelait déjà son fils, et c'était lui qu'on chargeait d'aller quérir le médecin quand une des religieuses était malade, chaque fois alors la malade guérissait et Jivāka formula ce vœu : « Je souhaite être, « dans une vie ultérieure, un grand roi médecin, soi- « gner toutes les maladies des quatre éléments compo- « sant le corps de tous les hommes et guérir tous ceux « auprès de qui j'irai. »

Mis à part ces deux hautes personnalités médicales, le Buddha lui-même et le roi Jivāka, voyons un peu comment les légendes nous permettent d'apercevoir la profession médicale.

Le médecin, avons-nous, dit n'est plus un sorcier, nous ne trouvons plus franchement avoué comme aux temps qui précèdent le mépris qu'il inspire (1) et si dans le *Pantchatantra* (2), nous voyons le médecin figurer dans la liste des familiers du roi entre l'astrologue et le porteur d'eau (3), et vendre sa discrétion avec une déplorable facilité, si ailleurs (4) nous le voyons se jouant effrontément de la crédulité d'un père (5), il

(1) Manou disait : « La nourriture donnée à un médecin se change en pus et en sang. »

(2) Auquel nous faisons quelques emprunts, nous autorisant de sa date inconnue pour le faire rentrer dans le cadre de nos études.

(3) *Pantchatantra*, trad. Lancereau (le Corbeau et les Hiboux).

(4) Ed. Chavannes (Conte n° 251).

(5) Un médecin doit présenter à la fille du roi, jeune enfant encore, un remède qui la fera grandir. Mais il ordonne qu'elle restera hors de la vue de son père jusqu'à ce qu'il revienne avec la drogue spéci-

faut reconnaître qu'en maintes circonstances son concours est ardemment réclamé, pleinement apprécié, et que dans les livres sacrés le devoir médical est conçu sous la forme la plus élevée.

Le père est confiant dans l'art médical qui, voyant son fils Vadrika affecté d'un grand mal, se lamente en disant : « Assurément mon fils mourra, puisque le médecin *lui-même* est impuissant à le guérir. »

Nous voyons un médecin fidèle à son devoir demeurer près du roi Açoka malade, mais devenu si pauvre qu'il peut à grand'peine se procurer la moitié d'une mangue, pendant que tous ses familiers l'abandonnent — et n'est-ce pas une conception très haute du rôle du médecin qu'on trouve par comparaison dans ces vers :

Si un médecin qui désire sauver un malade
Est en retour payé d'outrages par celui-ci,
Est-ce que pour cela il perdra patience (1) ?

Et encore :

Si un homme dans le cœur duquel les démons sont entrés
Injurie dans sa folie le médecin,
Le médecin ne songera qu'à dompter les démons,
Il ne blâmera pas le pauvre malade (2).

tique des pays lointains où il va la quérir — il revient.... 12 ans après, et lui administre le remède. On montre l'enfant au roi, qui la trouve en effet quelque peu transformée.

(1) *Sūtrālamkara* : 67, Jyotiska.

(2) *Sūtrālamkara* : 69, l'éléphant blanc à six défenses.

Ou bien :

Un médecin quand il diagnostique une maladie,
Regarde si le ventre du malade est dur ou mou :
Il applique des remèdes selon le mal,
Et ne considère pas la caste du malade (1).

Le médecin est aussi vétérinaire, nous le voyons (2) soigner et guérir d'un ulcère un chien qui aboie contre lui — pourquoi d'ailleurs s'étonner de le voir accepter ces fonctions qui feraient sourire chez nous, dans un pays où la vie des êtres, de tous les êtres, et parce qu'elle est *la Vie*, est également respectable ?

(1) *Sūtrālaṃkara* : 43, le Buddha convertit un homme d'une caste méprisée.

(2) *Sūtrālaṃkara*.

DEUXIÈME PARTIE

LA MÉDECINE DANS LES DIFFÉRENTES PHASES DE LA VIE HUMAINE. COUTUMES ET CROYANCES POPULAIRES.

PROCRÉATION — NAISSANCE — HÉRÉDITÉ.

Dans le Buddhisme comme dans le Brahmanisme la procréation est le grand, le premier devoir des époux — et si la chasteté est une vertu parce que voulue et marquant un triomphe de l'esprit sur les sens, la stérilité dans le mariage est une tare, une honte et, dit dans une upanishad le maître à l'élève qui a terminé ses études : « prends soin que la lignée de ta race ne soit pas coupée. »

Le mariage doit être fécond et la race doit être pure, les lois impitoyables de l'hérédité sont connues, les sévères prescriptions du code de Manou régissent en core les adeptes de cette religion de tendresse et de pitié.

Pitié pour les faibles, pour les souffrants, mais qu'ils soient écartés de l'honneur de créer la vie, la race doit être pure, et les monstres n'ont pas droit de cité, ils sont une offense à la suprême beauté, et figurent dans l'esprit du vulgaire des porte-malheur.

« Mieux vaut l'avortement, mieux vaut la suppression
« du commerce charnel, mieux vaut une épouse stérile,
« mieux vaut la naissance d'une fille, mieux vaut un
« enfant mort-né, mieux vaut aussi un fœtus resté dans
« le sein de la mère, qu'un fils sans intelligence, aurait-
« il même en partage la beauté, la richesse, les quali-
« tés — un seul fils de mérite, de *race pure* et faisant
« de belles actions est l'ornement de toute sa famille
« comme une perle l'ornement d'un diadème. »

Or, pour que l'avortement, la stérilité soient préférés à la naissance d'un fils de race impure, il faut que ce soit là la pire calamité qui puisse atteindre la famille chez ce peuple si respectueux de la vie qu'il considérait celle du moindre animal comme sacrée.

Le produit de la mésalliance est bassement méprisé et personne ne veut s'abreuver au même puits que le *tchandāla* (1).

« Une fille qui a un membre de moins ou un membre
« de trop ici-bas cause la perte de son mari et la per-
« dition de son propre caractère.

(1) Fils d'un brahmane et d'une femme soudra.

« Mais une fille à trois mamelles qui se montre aux « gens cause promptement la perte de son père, il n'y a pas de doute à cela » — et dans le *Tripit.* (490) nous voyons qu'un roi eut un fils qui n'ayant qu'une tête avait 2 visages et 4 bras, les gens estimèrent que c'était là un être de mauvais présage et le roi son père le fendit en deux ; et nous voyons parler avec mépris de la fille du roi qui naquit avec 18 membres difformes et qui fut si laide qu'on dut la marier de nuit (*Av. C.* 80, p. 297), et il est encore question des 18 défectuosités de Virupa, ainsi nommé à cause de ses difformités. Le Buddhisme qui apporte l'égalité tempère cette rigueur envers les déshérités, mais les infirmes, les malades seront exclus aussi par le Seigneur de la Congrégation des Moines.

Sont exclus de la congrégation et non admis à l'ordination (1) :

... Les personnes atteintes de lèpre grave ou légère, de crétinisme, de phtisie, d'épilepsie... les hermaphrodites, les boiteux, les paralytiques, les mutilés, les aveugles, les muets, les sourds, les bossus, ceux qui sont atteints de maladies graves.

Et pendant l'ordination du moine on lui pose cette question : « Êtes-vous affligé d'une des affections que « voici : lèpre, goitre, lèpre légère, phtisie, épilepsie ? »

Donc le mariage doit être fécond en rejetons de belle et pure race — et voici le récit qu'on retrouve mot pour mot dans quantité de contes de l'*Avadāna Çataka* :

(1) *Kandjour* (*Dulva*, vol. XI, folio 227).

« N. épousa une femme d'une famille semblable à la « sienne : il joue avec elle, se livre au plaisir, s'empresse « autour d'elle (quand le mariage est stérile le dévelop- « pement s'arrête là). A force de jeu, de plaisir, d'em- « pressement, l'épouse de N... devint enceinte. Après « que 8 ou 9 mois se furent écoulés, elle accoucha d'un « fils beau, admirable, charmant.

« On fit pour lui une fête de naissance et quand on « voulut lui donner un nom : « Quel sera, dit-on le « nom de cet enfant? » Les parents dirent : « Puisque... « on fait ici allusion à telle ou telle particularité de sa « naissance ... que son nom soit... »

Et cet autre qui revient encore comme un refrain dans les contes où le héros se désole de n'avoir point d'enfants :

« Il ne naissait à N.... ni fils, ni filles; la joue ap- « puyée sur la main, il était plongé dans ses réflexions : « ma maison, pensait-il, se distingue par l'abondance « de biens, et je n'ai ni fils ni filles. A ma mort on dira : « il n'y a point d'héritier pour tous ces biens, et ils « seront mis à la disposition du roi. Les Çramanas, les « Brahmanes, les devins, ses amis, ses parents, ses « proches, lui dirent : fais des invocations aux dieux, « car c'est un bruit répandu dans le monde que par « la prière on obtient qu'il naisse des fils. Mais il n'en « est point ainsi, car s'il en était ainsi, chacun aurait « un millier de fils comme un roi Çakavartin.

« *C'est par le concours de trois conditions qu'il naît « des fils et des filles : quelles sont ces trois conditions?*

« *Le père et la mère sont sous l'empire de la passion et*
« *se rencontrent, la mère ayant ses mois est prête à con-*
« *cevoir, un gandharva se présente ;* voilà les trois cir-
« constances par le concours desquelles il naît des fils
« et des filles.

« Lui donc, se fiant à la parole des Çramanas, des Brah-
« manes, des devins, de ses proches, n'ayant pas de fils
« et désireux d'en avoir, invoqua Çiva, Varuna, Kuvera,
« Çakra, Brahma et toutes les autres divinités supé-
« rieures ; il invoqua aussi les divinités comme celles
« des jardins, des bois, les divinités des carrefours,
« celles des grandes places, les divinités qui ont droit
« au bâli, les divinités nées avec lui, soumises à la même
« condition, liées à lui constamment. C'est ainsi qu'il
« était tout entier aux invocations. »

« Un être, détaché de la collection des êtres entra
« dans le sein de la dame.

« Cinq conditions indépendantes existent dans chaque
« individu féminin dont la nature est celle des savants ;
« il connaît l'homme passionné, il connaît l'homme
« exempt de passion, il connaît le temps, il connaît les
« menstrues, il connaît la descente du fœtus. Dès qu'il
« connaît l'entrée du fœtus, il sait si ce sera un fils ou
« une fille, si *c'est un fils il repose sur le côté droit, si*
« *c'est une fille il repose sur le côté gauche.*

« Transportée, ravie elle informe son Seigneur : Bon-
« heur ! fils d'Arya, lui dit-elle, prospérité ! je me trouve
« enceinte ; comme le fœtus en entrant dans mon sein re-
« pose sur le côté droit, ce sera certainement un fils. »

« Lui, également ravi et transporté, redresse sa poi-
« trine, étend le bras droit et exprime son allégresse ;
« Ce visage d'un fils, désiré depuis longtemps, je le
« verrai donc : que ce soit un fils digne de moi, non un
« enfant dégénéré ; qu'il remplisse ses devoirs envers
« moi, qu'il me rende par ses gains ce qu'il a reçu de
« moi, que ma famille se maintienne longtemps, et que,
« après notre mort, qu'il se soit écoulé peu de temps, ou
« qu'il s'en soit écoulé beaucoup, ayant fait des dons et
« accompli des actions pures, il paye en notre nom les
« honoraires du sacrifice et s'applique à poursuivre ce
« double but partout où l'occasion se présentera. »

« Sachant donc qu'elle était enceinte, il la porte sur la
« terrasse de sa demeure, l'y surveille et la garde avec
« soin. Dans la saison froide, il lui donne des préserva-
« tifs contre le froid, dans la saison chaude, des préser-
« vatifs contre le chaud ; il lui applique des médicaments
« préparés, lui fait servir des aliments qui ne soient ni
« trop piquants, ni trop acides, ni trop salés, ni trop doux,
« ni d'une saveur trop forte, ni trop astringents. Ainsi
« nourrie avec des aliments sans saveur piquante,
« acide, salée, douce, forte, astringente, semblable à
« une apsara qui, couverte d'ornements sur l'épaule et
« sur le corps se promène dans le bois de Nandana, elle
« passait d'un lit sur un autre, sans descendre à terre
« et l'on avait soin qu'aucun son désagréable n'arrivât
« à ses oreilles.

« Enfin, son fœtus étant venu à maturité parfaite après
« huit ou neuf mois elle accoucha. Un fils naquit. »

Ce récit nous montre en même temps le respect et les soins qui sont prodigués à la femme enceinte, l'importance de la menstruation, la connaissance qu'on attribue à la mère du sexe de son fœtus et, comme dans le récit précédent, la durée assignée à la grossesse. Il est remarquable d'ailleurs qu'il est exceptionnel de trouver ce chiffre de huit ou neuf mois, plus généralement il est indiqué dix mois (mois lunaires).

1° *Respect de la maternité.* — Toute femme doit être respectée parce qu'elle est une génératrice en puissance.

Et « on ne saurait avoir trop de vénération pour une « mère disent les sages, car elle peut porter dans son « sein un enfant qui deviendra un objet de respect « même pour les grands » et Jivāka intercède auprès d'Ajātaçatru en faveur de Vaidehi, mère de celui-ci qui avait fait mettre en prison son père Bimbisāra. Jivāka fait observer « qu'en aucun pays on ne tire l'épée contre une femme et surtout contre une mère ».

2° *Soins qui lui sont prodigués.* — Nourriture : aliments choisis, la diététique indiquée est semblable à celle que nous prescrivons encore aujourd'hui aux femmes enceintes ; préservation des brusques changements de température, repos, évidemment dans la crainte d'un avortement, sons harmonieux pour ses oreilles, formes élégantes pour sa vue, parfums suaves, rappelant la coutume des Grecs de ne laisser voir que de la beauté à la future mère pour que son fruit en porte le reflet.

3° *Importance de la menstruation.* — Connue de toute antiquité comme le moment propice à la fécondation, dans la loi ancienne c'est même un péché entre époux que de négliger le commerce charnel dans la saison favorable quand ils peuvent donner la vie (Mahabhārata et Manou).

Et le père doit marier sa fille dès qu'elle présente des signes de puberté, car dès qu'elle est pubère elle peut prendre un époux de son choix ; que le père se hâte donc s'il veut lui imposer le sien (1).

4° *Connaissance du sexe de son fœtus.* — Il existe de curieux procédés pour le déterminer.

Se reconnait à l'empreinte des pas de la femme. Si le pied droit appuie fortement sur la terre elle est enceinte d'une fille, tout au moins ceci est dit dans le texte chinois du *Tripit.* (conte n° 110) et il faut signaler qu'on trouve l'inverse indiqué dans l'*Avadana Çataka.*

Le traducteur des contes chinois du *Tripitaka* fait remarquer que les Chinois regardant le côté gauche comme le plus honorable mettent le *fils* à gauche.

5° *Signes et durée de la grossesse.* — « Les femmes qui ont une nature subtile, possèdent quatre connaissances qu'elles ne partagent avec personne :

En 1er lieu, elles savent quand un homme les aime ;

En 2e lieu, elles savent quand un homme ne les aime pas ;

En 3e lieu, elles savent quand elles sont enceintes ;

(1) *Pantch.* (p. 36).

En 4e lieu, elles savent des œuvres de qui elles sont enceintes.

Pour les signes, dans le *Tripitaka* nous voyons figurer la pesée comme moyen de diagnostic.

Une grue, au bord d'un étang, préposée à veiller sur la vertu d'une jeune fille, la pèse chaque jour (en la soulevant probablement) pour s'assurer qu'elle n'est pas enceinte et dans le *Kalpa dr. av.* un récit semblable à un autre de l'*Avadāna Çataka* raconte l'histoire d'une femme dont tous les enfants mouraient à leur naissance; il décrit la maigreur, la pâleur, le teint jaune de la femme à chaque grossesse. Mais la quatrième fois elle exhale une odeur délicieuse et l'enfant naît en dégageant un parfum de jasmin. C'était un futur Bodhisattva.

Pathologie de la grossesse : Un cas de mélancolie gravidique (Cf. p. 83). — Puis nous entrons en pleine légende, la fable se mêle à l'histoire et nous voyons la grossesse de *Gopa enceinte de Rāhula* durer six ans (*Trip.* n° 53). Le merveilleux domine en maître dans l'histoire de la *procréation du Buddha* fils de Māyā. Voici comment il fut conçu : *Kandj. Sutra*, vol. II, chap. VI (fol. 49-64) et VII (fol. 64-93). Sa mère, le jour avant la pleine lune, prit un bain parfumé et fit un repas exquis, se revêtit d'habits somptueux et se retira pour dormir. Elle rêva et dans ce songe elle fut de nouveau purifiée par un bain, revêtue d'un costume encore plus beau et le Bodhisattva sous forme d'un éléphant blanc vint « fit trois fois le tour du lit de repos en prenant la droite en signe de respect et ouvrit le flanc droit de la reine, il entra ainsi dans son sein » ; la reine raconta ce songe au roi qui fit venir 64 brahmanes pour l'expliquer. Ils assurèrent au roi que la reine mettrait au monde non une fille, mais un fils qui, « vivant dans le monde deviendra un roi qui sera le maître de la terre et qui, s'il renonce au monde, deviendra un buddha et fera briller sa lumière dans l'univers ».

Des phénomènes merveilleux marquèrent le moment de la conception du Buddha et parmi les 32 présages qui se manifestèrent, citons que les aveugles virent, comme désireux de contempler la splendeur du Bodhisattva, les sourds entendirent et les bossus devinrent droits, les boiteux *marchèrent* (?), etc.

La reine « toujours calme et contente, libre de toutes les maladies du corps », eut une grossesse parfaite protégée par 4 anges « l'épée à la main » qui se tenaient près d'elle pour la défendre ainsi que son enfant qu'elle porta « comme dans un reliquaire, ainsi qu'un fil blanc dans une pierre précieuse transparente » pendant *10 mois* avec les plus grandes précautions comme on porte un vase plein d'huile.

NAISSANCE

La naissance du Buddha n'est pas moins merveilleuse. Il naquit dans un bois enchanté ; sa mère voulant saisir une branche chargée de fleurs magnifiques, celle-ci s'abaissa au-devant de la reine qui à ce moment accoucha debout et sans souffrances.

Dans le *Lalitavistara* (tradition septentrionale) la branche est chargée de bijoux et, au moment où elle s'abaisse, l'enfant sort du flanc droit de la reine, du flanc dans lequel l'éléphant sacré avait enfoncé sa défense.

Ainsi naquit le Buddha, non souillé d'impuretés, et aussitôt l'eau tomba du ciel pour rafraîchir la mère et l'enfant, il se mit debout et tout de suite parla pour affirmer sa royauté et sa nature, tandis que de nouveaux prodiges se manifestaient dans le monde ainsi que 32 présages. Le nouveau-né présenté à un ascète descendu exprès du ciel pour le voir, mit ses pieds en l'air sur la tête dudit ascète, car il eût été contraire à sa grandeur de s'humilier (le traducteur avertit que le mot qui traduit « pieds » traduit aussi « rayon »).

Quant à la mère du Buddha, qui avait conçu dans un songe et accouché dans un bois en fleurs, son cœur, dit la légende, se brisa quand sortit d'elle son fils ayant la taille d'un homme et entièrement développé ; une semaine après elle mourut.

Pour le commun des mortelles, l'accouchement est environné de moins de merveilleux, la femme souffre, la douleur qui torture son flanc lui arrache des cris, l'enfant naît couvert de souillures, et les souffrances de l'enfantement suscitent la pitié (cf. *Ratna-Avadana-Mâla*) ; parfois cependant les mérites d'une vie antérieure assurent le bénéfice d'une naissance miraculeuse, telle l'histoire de Daçaciras (10 têtes) qui naquit dans un lotus parce que, dans une existence antérieure, il avait fait vœu, entendant les cris de souffrance de sa femme, de « ne jamais rentrer dans le sein d'une mère » (*Avadāna Çataka*, 24, p. 101).

Une autre femme meurt, victime d'un cas étrange de *superfœtation*, ce qui fut pour Jivaka l'occasion de faire une mémorable *opération césarienne* (1).

La femme d'un çresthi devint enceinte, mais n'accoucha pas : son mari recommence à « jouer » avec elle : un fils naît, et neuf autres encore. Mais le premier fœtus était toujours dans son sein : elle tombe en langueur, et malgré « les soins, les racines, les tiges, les fleurs, les fruits, toutes sortes de médicaments » (leur abondance à elle seule put bien causer sa mort) elle entra en agonie, elle ordonna à son mari d'ouvrir après sa mort son flanc droit pour en tirer son fœtus et mourut en disant :

« Tout amas finit par la dispersion,
« Toute élévation finit par la chute,
« Toute union finit par la séparation
« Et la vie finit par la mort.

On la porta au cimetière et on manda Jivaka ; le lieu choisi nous semblerait peut-être étrange, mais une multitude immense s'y porta pour assister à l'opération.

Jivaka perça le flanc droit de la femme, il en sortit

(1) *Av. C.*, II, 92, p. 374.

de lui-même « un enfant à rides, à cheveux blancs, aux « membres vieillis, aux sens émoussés, grêle et in- « firme ». Le nouveau-né avait 60 ans ! et il dit être demeuré tout ce temps « entre l'intestin grêle et le gros intestin » et cela pour avoir laissé, dans une vie antérieure, échapper une parole dure pour un de ses gurus (précepteurs).

Dans le *Kalpa druma avadana* il est conté que, lors de la première grossesse, le médecin consulté déclara que le premier fœtus ne sortirait pas avant longtemps, mais sans dire pourquoi.

Nous voyons, en punition d'actions mauvaises, des naissances anormales : pendant 500 naissances successives Samsara sortit du sein de sa mère « comme un cadavre en putréfaction » (Av. *Cat.* 95, p. 403).

D'autres, pour moins étranges que celle du Buddha, sont néanmoins suffisamment merveilleuses ; sans rappeler celle de Jivaka apportant des aiguilles à acupuncture nous voyons un autre enfant (Av. *Cat.* 83, p. 314) naître avec une pièce de monnaie dans chaque main.

SEXE

L'enfant une fois né ne va pas recevoir le même accueil de ses parents suivant qu'il s'agit d'un fils ou d'une fille (voir plus haut à Race pure, p. 48 : « Mieux vaut », etc.), et le récit suivant (1) témoigne encore de

(1) *Av. Cat.*, 73, p. 271.

l'inégalité d'allégresse que causait la naissance d'un enfant mâle ou d'une fille.

La mère de Çukla (blanche) étant stérile, ses parents firent des supplications aux dieux : une jeune fille se détachant de la Corporation des dieux vint dans le sein de la dame (d'autres textes disent un gandharva) qui l'annonce à son mari. Celui-ci lui dit : « Vertueuse ! Si tu mets au monde un fils, c'est bien, mais si tu me donnes une fille je te chasse avec elle de la maison. »

Quand elle accouche, le père se radoucit en voyant la fille née vêtue de vêtements blancs non souillés.

D'ailleurs ce mépris du sexe féminin nous le trouvons déjà dans Manou, comme nous y trouvons aussi quelques indications pour provoquer à volonté la naissance d'une fille ou d'un garçon (1) :

46. « Seize jours et 16 nuits chaque mois, à partir du moment où le sang se montre, avec 4 jours distincts interdits par les gens de bien, forment ce qu'on appelle la saison naturelle des femmes.

47. « De ces seize nuits, les 4 premières sont défendues, ainsi que la onzième ou la treizième, les 10 autres nuits sont approuvées.

48. « Les nuits paires parmi ces dernières sont favorables à la procréation des fils, et les nuits impaires à celle des filles : en conséquence, celui qui désire un fils doit s'approcher de sa femme dans la saison favorable et pendant les nuits paires.

(1) *Lois de Manou*, trad. Loiseleur-Deslongchamps, liv. III.

49. « Toutefois, un enfant mâle est engendré si la semence de l'homme est en plus grande quantité; lorsque le contraire a lieu, c'est une fille : une égale coopération produit un eunuque, ou un garçon et une fille; en cas de faiblesse ou d'épuisement il y a stérilité. »

Et à propos des offrandes de gâteaux :

262. « Une épouse légitime, fidèle à ses devoirs envers son mari, et attentive à honorer les mânes, doit manger le gâteau du milieu en récitant la formule d'usage, si elle désire un enfant mâle. »

D'ailleurs cette dépréciation du principe femelle, universelle, étendue à tous les temps, à toutes les religions, qu'on trouve déjà dans Manou, se retrouve également dans le Buddhisme et dans le Brahmanisme, on peut en trouver la raison dans l'austérité plus grande de la morale buddhique qui se méfie de la femme comme de l'être de volupté et de perdition.

Ananda (Kern, I, 229) adresse au Seigneur les questions suivantes :

« Comment devons-nous nous conduire à l'égard
« des femmes ? — Ne pas les voir, Ananda. — Mais quand
« on les voit, que faire ? — Ne pas leur parler, Ananda. —
« Et quand on est obligé de leur parler, que faire ? —
« Alors il faut s'armer de circonspection, Ananda. »

Néanmoins le Buddha dans sa pitié les autorise à entrer dans la Congrégation.

Nouveau-né. — Manou déjà avait donné un certain nombre de prescriptions relatives aux cérémonies de la naissance et aux soins à donner à l'enfant :

Liv. II, 29. « Avant la section du cordon ombilical, « une cérémonie est prescrite à la naissance d'un en- « fant mâle, on doit lui faire goûter du miel et du « beurre dans une cuiller d'or (la traduction dit que le « texte porte : de l'or) en récitant des paroles sacrées. »

34. « Dans le 4e mois, il faut sortir l'enfant de « la maison où il est né pour lui faire voir le soleil ; « dans le 6e mois, lui donner à manger du riz ou « suivre l'usage adopté par la famille comme le plus « propice. »

Le 6e jour après la naissance est considéré comme très dangereux pour l'enfant, d'ailleurs le nombre 6 passe fréquemment pour avoir une vertu maléfique. C'est la déesse Shashti qui personnifie la date redoutée pour l'enfant.

L'enfant est allaité par sa mère ou par une nourrice. Il est curieux de constater que l'élément psychique auquel on a fait jouer un rôle dans le mécanisme de la lactation est signalé dans la légende du Buddha et, quand au cours de ses aventures, une vieille qui pendant 500 existences successives avait été sa mère l'aperçut, le cri de sa maternité jaillit de son cœur et un flux de lait s'échappa de ses mamelles. On connaît au sujet des nourrices le procédé qui consiste à leur faire absorber le remède qui doit agir sur l'enfant (1).

(1) *Sûtrâlamkara*.

NOURRICES

Voici comment est élevé un enfant de qualité (1) :

« Chez un maître de maison puissant et riche on
« donnait à l'héritier 5 nourrices, la 1re soignait son
« corps, la 2e le nettoyait, la 3e l'allaitait, la 4e lui
« portait bonheur, la 5e l'amusait. On appelait nour-
« rice qui soignait son corps, celle qui soignait sa
« tête, ses mains, ses pieds, ses oreilles, son nez et
« ses doigts ; on appelait nourrice qui le nettoyait, celle
« qui de temps en temps le baignait et le lavait : on
« appelait nourrice qui l'allaitait celle qui le faisait
« boire et manger, et qui le nourrissait de son lait ;
« on appelait nourrice qui lui portait bonheur, celle
« qui, lorsqu'il marchait, tenait un plumeau en plumes
« de paon et avait en mains une fourche à 3 branches
« pour le protéger ; on appelait nourrice qui l'amu-
« sait, celle qui fabriquait pour lui toutes sortes de
« jouets articulés en bois, représentant des hommes,
« des éléphants, des chevaux, des chars, des arcs et
« des flèches et qui suivant l'occasion l'amusait. »

Cette abondance de nourrices se retrouve fréquemment : c'est ainsi que leur nombre abaissé à quatre est cependant encore suffisant pour le prince « Face-de-Miroir », ainsi nommé parce qu'il vint au monde sans yeux ni nez !

Huit nourrices encore pour l'enfant de la fille du roi.

(1) Ed. Chavannes, *loc. cit.*, n° 165.

bien qu'il ne fût pas allaité au sein, et qu'on le nourrit de lait, de beurre, de caillé cru et de beurre produit par la cuisson, régime excellent s'il en fût puisque le nourrisson croissait « comme une fleur de lotus dans l'eau ». Et dans le Sūtra du prince Sudanā, nous voyons qu'une des vingt mille (!) femmes de son père étant enceinte on l'entoure de soins et l'enfant étant né on lui donna quatre nourrices.

Quant au Buddha lui-même, la légende dit qu'on lui donna comme nourrices des femmes d'une beauté extraordinaire pour réjouir sa vue.

Cependant, malgré le nombre des nourrices et le choix particulier qu'on en fait, il arrive parfois quelques mésaventures au nourrisson confié à des soins mercenaires, et dans le *Tripit.* voici un enfant mal tenu par sa nourrice, que celle-ci lâche, il tombe à terre, sa tête touche un rocher, sa cervelle sort et il meurt : et pendant qu'une autre s'endort au lieu de veiller sur l'enfant confié à ses soins, un malfaiteur en profite pour donner des bonbons à celui-ci et le dépouiller de ses joyaux.

AGONIE-MORT

Suivant les différentes phases de la vie humaine, nous avons vu relativement au mariage, combien étaient sévères les prescriptions ou plutôt les restrictions du code de Manou dans l'ancienne loi ; elles demeurent les mêmes, ayant force de traditions populaires, dans la réforme.

La notion de maladies, d'épidémies sera étudiée à part.

Voici l'homme parvenu au terme de sa course, c'est la sénilité, la déchéance (1) : « Le corps est courbé, la « démarche affaissée, les dents sont perdues, la vue « tombe, la beauté est détruite et la bouche salive. »

La mort approche :

« Quand on est malade et abattu,
« La mort n'est plus loin :
« Les articulations se détendent
« Et un vent tranchant déchire le corps.
« Les breuvages ne vous donnent plus la guérison,
« Le médecin vous quitte et s'en va. »

Et voici de l'agonie une description frappante (2) :

« Quand l'homme s'approche de sa fin sa respira- « tion haletante sort en râles. Sa gorge et sa langue « sont desséchées, il ne peut pas boire l'eau, et il ne « peut pas articuler un seul mot. Son regard devient « vague et ses artères cessent de battre. Un vent tran- « chant détruit sa figure ; ses articulations se relâchent. « Les ressorts de son corps sont arrêtés et brisés ; ils « ne peuvent plus se mouvoir. Quand il redresse son « corps, il ressent des douleurs cuisantes, comme des « piqûres d'aiguilles. Arrivé au terme de la vie, il se

(1) *Pantchatantra*, t. IX : Le marchand, la femme et le voleur.
(2) *Sūtrālamkara*, p. 88 : 15. L'avarice du roi Nanda.

« voit entouré de ténèbres impénétrables comme s'il « était tombé dans un précipice profond. Il s'engage « seul dans un vaste désert; il n'a pas de compagnon « de route. Ses bonnes actions seules seront ses amis « et le protégeront. »

Et voici, livrées à notre méditation, les dix formes dégoûtantes que peut prendre un cadavre (1) : gonflé, bleuâtre, pourri, plein de trous, déchiré, disloqué, mutilé et éventré, taché de sang, couvert de vers, un squelette.

Ce cadavre (2) « rigide et comme un morceau de bois « ou de pierre

« Sera dévoré par les corbeaux.

« Il pourrira mouillé par la pluie. »

(1) KERN, t. Ier, p. 429.

(2) *Sūtrālamkara* : 30. Le moine mendiant et les femmes du roi Açoka, p. 153.

TROISIÈME PARTIE

LES BRANCHES DE L'ART MÉDICAL

Redisons, avant de classer les quelques curiosités relatées ici qu'il ne s'agit point d'une étude technique — les faits y sont classés sous des rubriques générales qui n'indiquent pas l'intention de faire, à propos de chacune d'elles une description complète de ce qu'elles désignent, ceci étant du domaine des ouvrages médicaux spéciaux que nous n'avons point abordés.

ANATOMIE. — PHYSIOLOGIE

L'anatomie du corps humain fait l'objet d'une énumération des organes que l'on trouve dans les livres sacrés.

Dans la doctrine du non-être, le corps, instrument de péché, n'est qu'une apparence, une enveloppe grossière emprisonnant l'essence subtile, qui dans la suite des transmigrations, habitera des demeures matérielles très diverses suivant ses mérites, jusqu'à ce qu'elle soit parvenue à la Délivrance totale, et voici comment le Bodhisattva contemple l'enveloppe charnelle des courtisanes qui sur l'ordre de son père avaient dansé pour lui, sans qu'il leur prêtât d'attention et s'étaient endormies de fatigue, puis la femme qu'il avait épousée (1) :

« Le prince héritier, d'un regard que rien ne voilait « regarda tous ces corps (ceux des courtisanes) qui « étaient autour de lui, puis il porta les yeux sur sa « femme : il vit en elle ses cheveux, son crâne, ses « os, ses dents, ses ongles, sa peau, sa chair, ses « humeurs, son sang, sa moelle, sa cervelle, ses ten- « dons, ses veines, son cœur, son fiel, sa rate, ses « reins, son foie, ses poumons, ses intestins, son « estomac, ses yeux, ses larmes, ses excréments, son « urine, sa pituite, sa salive : à l'intérieur il aperçut « comme des os desséchés, à l'extérieur il aperçut « comme un sac plein de chair, il n'y avait rien là qui « fût admirable : quant aux endroits sales et puants, si « on les regarde ou qu'on y arrête le souvenir cela fait « vomir ; tel un objet dont l'extérieur est fardé d'in- « digo, qu'on a recouvert d'étoffes bigarrées et dont « a parfumé le dehors avec des parfums, mais dont on « a rempli l'intérieur avec des excréments, de l'urine, « du pus, du sang — les sots se fient sur l'apparence,

(1) Éd. Chavannes, *loc. cit.*

« mais les sages qui voient ce qui est à l'intérieur s'en-
« fuient à 10.000 li (1) de là et encore tiennent-ils les
« yeux fermés. »

Le corps est comme « un amas d'écume (2) », il passe « rapide comme l'éclair, comme une bulle d'eau ou un « monceau de sable ».

« Il est impur, ses neuf ouvertures ruissellent constamment de souillures,

« Il est puant et inspire du dégoût,

« Il est un vase de souffrances.

« Notre corps est vil et abject ;

« Il est un repaire de toutes les plaies. »

Voici ce que devient la courtisane jadis d'une beauté merveilleuse :

« Ton os frontal ressemble à une coquille blanche,

« Tu ressembles à une coquille de nénuphar.

« Les os qui abritent tes yeux sont proéminents,

« Tes deux joues sont devenues comme deux fosses « profondes ;

« Tes articulations sont disjointes,

« Tes nerfs et tes veines sont mêlés,

« Tous tes intestins

« Pendent dans le vide et sont à nu. »

Les cinq intestins étaient « à nu comme les boyaux qui pendent à l'étal d'un boucher, ils s'agitaient comme de la chair de chien, puaient plus qu'une fosse à excréments » !

(1) Mesure de longueur chinoise.

(2) *Sūtrālamkara.*

Et notre tête est abjecte, ignoble, composée de pus et de sang.

Il est fréquemment question des 36 parties du corps, dont la description se trouve dans les traités médicaux.

Quant aux 32 signes distinctifs du Buddha dont la plupart se rapportent à de curieuses particularités anatomiques ou physiologiques; il suffit de se reporter à leur énumération dans toute sa simplicité (1) pour contempler l'étrange assemblage qu'a réalisé cette frénésie du symbole qui caractérise les religions hindoues.

Les dieux de l'Olympe ont emprunté à l'homme l'harmonie de ses formes, les dieux scandinaves et ceux de la Germanie se sont faits terribles et guerriers mais le pauvre Buddha qui sous son ciel torride de l'Inde demeure dans son immuable attitude de méditation et craint jusqu'au moindre mouvement, pourquoi enveloppe-t-il la beauté de son âme, cache-t-il la flamme de son cœur dans un si ridicule assemblage de monstruosités?

(1) *Les 32 signes du Buddha* (d'après Kern qui les donne dans l'ordre de classement du *Lalita-Vistara*).

1 La tête a une couronne, sorte de tiare ou petit turban élevé, ushnīsha.

2 Les cheveux de la tête sont très noirs (d'un noir bleuâtre) comme de l'onguent pour les yeux ou la queue d'un paon; bouclés, tournés vers la droite.

3 Le front est égal et vaste.

4 Entre les sourcils : une ūrṇa (flocon de laine, pelote) ayant une apparence de neige ou d'argent;

5 il a les cils d'un taureau (taureau signifie aussi rayon et nuage);

6 les yeux sont très noirs.

7 Il a *quarante* dents pareilles;

*
* *

Les propriétés de l'homme sont rangées en cinq groupes (skandas) (1); le premier est celui de Rūpa (forme), il comprend 28 subdivisions :

8 elles sont étroitement serrées ;
9 elles sont blanches.
10 Il a une voix de stentor, en même temps douce comme celle d'un kokila (coucou) ;
11 le gosier est proéminent ;
12 il a une langue grande et longue (si longue qu'un jour, sortant de sa bouche, elle alla jusqu'au ciel) ;
13 une mâchoire de lion ;
14 des épaules complètement rondes.
15 Sept parties du corps sont convenablement hautes.
16 Ce qui est entre les épaules est bien rempli.
17 Il a une couleur d'or pur.
18 Quand il est debout ses bras arrivent jusqu'aux genoux ;
19 la partie antérieure du corps est comme celle d'un lion ;
20 il est rond comme un arbre banian :
21 de chaque pore ne sort qu'un poil ;
22 les poils du corps sont recourbés vers la droite en haut ;
23 les parties secrètes sont cachées par nature ;
24 les cuisses sont bien rondes :
25 les jambes sont comme celles d'une biche.
26 Les doigts des mains et des pieds sont longs :
27 les talons sont développés ;
28 le cou de pied est élevé ;
29 les mains et les pieds sont doux et délicats ;
30 *ils ont une membrane réticulaire :*
31 les plantes ont deux roues brillantes, lumineuses, éclatantes, légères, chacune avec mille rais, une jante et un moyeu ;
32 les pieds sont fixes.

(1) Les autres sont : celui de Vedanā, sensation, affection ; de Saññā, conscience, perception, signe ; de Samskārās, représentations, produits de l'imagination, impressions, états d'âme : de Viññāna, conscience claire, jugement, intelligence.

1. L'élément terre
2. — eau
3. — feu
4. — air

(1 à 4) forment les éléments matériels, les autres étant dérivés.

5. L'œil.
6. L'oreille.
7. Le nez.
8. La langue.
9. Le corps.
10. La forme.
11. Le ton.
12. L'odeur.
13. Le goût.
14. Ce qui est saisissable.
15. L'organe de la femme.
16. L'organe viril.
17. La force vitale.
18. Le cœur.
19. L'élément espace.
20. Les mouvements du corps.
21. Le langage.
22. La légèreté.
23. La douceur.
24. L'aptitude au travail.
25. L'entassement ou épaisseur.
26. Étendue ou durée.
27. Usure.
28. Destructibilité.

Les 4 premières comprennent ce qui constitue les éléments matériels du corps.

Vingt parties du corps sont formées par la *terre* : les parties solides (cheveux, peau, chair, ongles, etc.).

L'*eau* forme 12 parties liquides (bile, sang, etc.).

Le *feu* revêt 4 formes dans le corps :

α) Il préserve de la pourriture comme le sel empêche la corruption de la viande;

β) Le feu d'un profond chagrin rend le corps languissant;

γ) Le feu cause la décadence de la maladie ;

δ) Il y a un feu digestif dans l'estomac ; ailleurs on retrouve aussi la conception, quoique très rudimentaire, des combustions dans l'organisme. A propos de *l'air* on distingue 6 sortes de vents dans le corps.

Le cœur produit les vents,
Et les vents font naître les Karmans.
Quand les êtres voient accomplir des Karmans,
Et quand ils aperçoivent toutes sortes de formes,
Ils croient que ceux qui accomplissent ces Karmans
Sont doués d'un aspect et d'une forme réels.
Ne connaissant pas (l'irréalité de) l'aspect intérieur (des êtres),
Ils se figurent par erreur qu'il y a individualité.
Notre corps peut être appelé un mécanisme :
La graisse, la moelle, le derme, la chair, les cheveux
Et le reste des trente-six éléments du corps
Forment ensemble le corps.
L'ignorant se figure qu'il y a là un être,
Mais en vérité il n'y a pas là de libre arbitre.
C'est par la force des vents
Qu'on lève et qu'on abaisse le regard, qu'on se courbe et qu'on se redresse ;

C'est par l'entremise du cœur
Qu'on acquiert les cinq sortes de connaissances (1).

Ces connaissances sont celles qui pénètrent en nous par les cinq sens.

Apparence ou réalité, l'idée qui domine dans cette ébauche de physiologie c'est que le centre de la vie, c'est le cœur (comme chez Aristote, cf. plus loin).

Autre part nous voyons attribuer au jeu des muscles la parole, le regard, la marche ; les os ne sont pas contigus, mais des articulations les relient entre eux et leur action se combine à celle des muscles dans le mouvement et dans les 4 attitudes du corps : debout, marchant, assis, couché. Un phénomène physiologique d'importance très secondaire, mais qui se trouve mentionné dans tous les récits avec une curieuse fréquence, est celui de l'*horripilation* : les poils du corps se hérissent d'épouvante, de crainte, de colère, d'indignation, d'émotion, de désir, de volupté, d'admiration ; il n'est pas un sentiment qu'il ne traduise et nous voyons, ce qui est plus étrange et dépasse les limites de la physiologie normale, les poils *du vêtement* d'un danapati se hérisser eux-mêmes à la sage parole d'un bkihṣu (*Sūtrālaṃk.*, nº 60).

Organes des sens. — Aux 4 éléments énumérés, il convient d'ajouter l'existence de l'éther et aux 5 éléments ainsi constitués correspondent 5 qualités correspondant elles-mêmes à 5 ordres de sensations externes :

(1) *Sutrāl.*, 29, le Magicien.

A la terre correspond l'odeur ;

A l'eau, correspond la saveur;

A l'air, correspond la tangibilité ;

Au feu ou lumière, correspond la forme apparente ;

A l'éther, correspond le son.

Aux 5 sens, auxquels il convient de joindre le 6e ou sens intérieur, correspondent à leur tour les 6 appétits.

Il est difficile ici de ne pas établir un rapprochement avec les doctrines aristotéliciennes, mais le débat après avoir soulevé des opinions contradictoires est encore ouvert dans le but d'élucider les rapports réciproques de la médecine et de la philosophie grecques et indoues ; nous n'interviendrons pas dans la lutte des opinions adverses, dont le terrain se trouve en dehors des limites de cet aperçu.

Disons seulement pour terminer ce chapitre que toute la poésie de l'Inde se retrouve dans ce tableau du départ de l'âme abandonnant sa demeure temporaire ; nous l'empruntons à un remarquable article de Cerise dans les *Annales médico-psychologiques* de 1843 (p. 334) :

« Voici d'ailleurs comment l'âme abandonne le
« corps : l'âme ainsi que les facultés vitales absorbées
« en elle s'étant retirée de son propre séjour (le cœur)
« le sommet de cette cavité étincelle et illumine le
« passage par lequel l'âme doit partir : la couronne
« de la tête si l'individu est sage et une autre partie
« du corps s'il est ignorant. *Cent et une artères sortent*

« *du cœur, dont une passe par la couronne de la tête,* « *elle est nommée* « *Souchouma* » ; un rayon solaire « se charge de recevoir l'âme, revêtue de son enve- « loppe subtile pour la conduire à destination. »

PATHOLOGIE GÉNÉRALE

Pour négligeable que soit le corps au point de vue philosophique, la chair du Bouddhiste, comme toute chair humaine souffre et s'émeut de ses souffrances et le Buddha qui aime et qui a pitié se penche vers elles pour les apaiser ; avec des remèdes pour l'âme inquiète à laquelle il promet la délivrance, le voici qui vient apporter des remèdes qui calment les fièvres et bercent les insomnies.

Est-il besoin de rappeler cet épisode si connu de la légende divine : le Maître, encore au palais de son père, jouissant de toutes les richesses, abreuvé de tous les plaisirs rencontre successivement : un vieillard, un malade, un cadavre, un moine. Il comprend le néant des choses humaines et leur Impermanence, son cœur s'émeut en voyant le vieillard chancelant, le malade rongé de douleurs, le cadavre qui va se dissoudre et retourner à la terre, il se jure à lui-même de sauver les hommes, car déjà de son temps n'est plus l'ère heureuse « où « les hommes vivaient 84.000 années, n'ayant que neuf « sortes de souffrances. A savoir : le froid, le chaud, la « faim, la soif, le besoin urgent d'uriner et d'aller à la « selle, les besoins sexuels, les indigestions et l'affai-

« blissement corporel résultant de la vieillesse, telles « étaient les neuf souffrances qu'ils éprouvaient. Les « femmes se mariaient à 500 ans. »

Mais pour être utile aux hommes il y avait, comme dans toute religion nouvelle, deux voies différentes et parallèles à suivre. Le menu peuple qui travaille et qui peine, qui se courbe sur la terre où fructifie sa sueur, le tchandāla méprisé, le lépreux banni, le mendiant couvert d'ulcères, ceux-là ne demandaient pas une philosophie. Pour les atteindre et les conquérir, il fallait leur dire une bonne parole, leur affirmer qu'eux aussi ils pouvaient être sauvés, leur apporter le breuvage qui apaise, l'herbe bienfaisante aux vertus curatives.

Pour les autres, les instruits, les rêveurs, le Maitre leur apporte dans sa doctrine des Causes et des Effets le moyen de supprimer la souffrance, la douleur, la maladie. A ce double titre il est à la fois le médecin du pauvre et le médecin de celui que le mal de son ignorance torture parce qu'il cherche une réponse à tous les problèmes de la vie. En un mot, à sa prédication et à son œuvre correspondent les deux aspects de l'enseignement exotérique et de l'enseignement ésotérique de tous les réformateurs de l'antiquité.

Par malheur, cette doctrine, qui répondait aux besoins de l'heure présente, fut impuissante à trouver en elle-même sa raison de vivre et de se survivre. Condamnée en vertu de son propre enseignement, la conséquence devait en être sa ruine et elle devait tomber à son tour subjuguée par une nouvelle doctrine d'action. Impuissance et stérilité : voilà à quoi aboutit le Bouddhisme, qui mourut faute d'avoir engendré des puissances capables de maintenir et de continuer son œuvre.

C'est dans la troisième nuit de ses veilles que le Tathâgata réalisa la connaissance de la série des Causes et des Effets (1). La douleur, la souffrance, la maladie, la vieillesse, la misère existent parce que la naissance existe, qui elle-même est conséquence du devenir. Du devenir on remonte, de cause en cause, à l'effort, de l'effort au désir, du désir à la sensation produite par le contact, du contact aux six sens (nos cinq sens plus le sens intérieur) de l'être composé d'un nom, d'une forme, résultant lui-même d'une conscience claire dépendant des impressions, causes elles-mêmes de l'ignorance. L'ignorance est la base de tout ce qui existe, la supprimer et la remplacer par la vraie science, c'est du même coup détruire tous les maux existant.

Or cette vraie science, nous l'avons déjà vu, c'est celle de ces quatre vérités fondamentales que nous avons montrées comme applicables également à la médecine du corps et à la médecine de l'âme :

α existence de la souffrance, physique et morale ;

β cause de la souffrance ;

γ suppression de la souffrance ;

δ moyen de la supprimer.

De ce rapide exposé il résulte que toutes les souf-

(1) Dans la première il avait réalisé la connaissance complète des états antérieurs ; dans la deuxième celle des états présents.

frances, les douleurs sont le résultat, la rétribution d'actes antérieurs, accomplis dans la vie actuelle ou dans une existence précédente, donc le seul remède qui agira le plus sûrement sera l'acte vertueux qui compensera l'acte néfaste antérieur, et qui de proche en proche mènera le malade plus près de la vraie Science et de la Délivrance.

PATHOLOGIE INTERNE ET EXTERNE

Nous passerons rapidement sur cette partie ; pour qu'elle fût intéressante, il eût fallu la traiter dans tout son ensemble et faire un état des connaissances médicales pouvant être classées sous cette rubrique.

Dans ces simples notes recueillies parmi des ouvrages extra-médicaux il est assez curieux de noter quelles sont les affections qui sont le plus souvent mentionnées dans ces écrits littéraires.

Parmi les affections à étiologie la plus simple, celles où le peuple le plus épris de merveilleux ne peut cependant méconnaitre la relation frappante de cause à effet, figurent les *désordres digestifs* — *l'indigestion* y est fréquemment citée et nous savons que le roi Prasenajit en mourut, pour, ayant grand'faim, avoir mangé trop de navets et bu de l'eau immédiatement après — et nous avons vu précédemment par l'exemple du Buddha lui-même que la *constipation* était connue et traitée, la diarrhée et autres mésaventures d'ordre scatologique redoutées. Les maladies respiratoires à symptomatologie si nette et si tranchée ne peuvent être ignorées — la *gymnastique respiratoire* y est connue, mais peut-être en dehors de toute tendance médicale ; elle est un exercice, un moyen de discipliner la méditation, en comptant les mouvements respiratoires en retenant l'haleine.

Au sujet de *l'éternuement* (1) il est raconté que le Buddha ayant un jour éternué, sa tante la bhikṣuṇi Gautami, qui l'avait élevé, lui adressa un souhait de longévité ; mais le maître la réprimanda, ce n'était pas le souhait à adresser à celui qui voulait devenir le Parfait. Quoi qu'il en soit, cette anecdote est en faveur de la haute et universelle antiquité de cette coutume des souhaits connue aussi des Grecs et des Romains — qu'on retrouve encore de nos jours.

L'hémoptysie est mentionnée plusieurs fois, mais comme signe de violente colère ou d'émotion : l'Avare (cf. Chavannes, n° 35) se frappa la poitrine et dans l'excès de son émotion mourut en crachant le sang — et Bhagavat (2) dit aux Bhiksus qui veulent empêcher la femme (en qui la notion de fils était née relativement à lui) de l'embrasser : « ne vous opposez pas, « si cette femme ne peut se jeter au cou du Tathāgata « pour l'embrasser, elle vomira le sang tout chaud et « mourra. »

Une autre fois c'est un coup de tonnerre foudroyant

(1) *Sutralaṃkara* (68).
(2) *Avadāna Çat.* (Kacangalā), VIII.

l'épouse du roi, qui meurt en crachant le sang (1).

« Le sang chaud jaillit de colère de la bouche de Devadatta » (2), etc.

La syncope est ainsi traitée : Un tisserand ayant aperçu une princesse, tombe frappé des flèches de l'amour, il perd connaissance, on l'emporte chez son ami, et là « grâce à l'emploi de divers moyens réfri« gérants prescrits par le médecin et grâce aux diseurs « de mantras, il reprit connaissance *d'une manière ou* « *d'une autre* ». Pendant sa période d'ascétisme le Buddha, un jour qu'il méditait, retenant son haleine, fut pris de douleurs si violentes qu'il s'évanouit et qu'on le crut mort.

La fièvre est fréquemment nommée, et au sujet des fièvres intermittentes nous trouvons (3) dans une comparaison (toujours d'ordre moral) :

« ... quand on a la fièvre intermittente,
« Elle se déclare certainement tous les quatre jours ;
« Mais le troisième ou le second jour,
« *S'il y a une cause, elle se déclare également.* »

Une maladie qui rend les bhiksus jaunes, blêmes et amaigris, les atteint à la saison d'automne, et seul le sacrifice du roi, mué en poisson Rōhita et les nourrissant douze années durant de sa chair et de son sang put les sauver.

Nous ne reviendrons pas sur les causes d'exclusion

(1) CHAVANNES, n° 28.

(2) KERN, *Histoire du Buddhisme*, t. Ier, p. 191.

(3) *Sūtrālaṃkāra*, 36.

du mariage constituées par certaines maladies déjà dans les lois de Manou et excluant encore de la congrégation et de l'ordination dans la loi buddhique les moines qui en étaient atteints : lèpre, crétinisme, phtisie, épilepsie, hermaphrodisme.

Et voici une maison dans laquelle un yaksa suce « l'esprit vital » de deux enfants au ventre gonflé, aux yeux enflés.

Les maladies nerveuses et mentales, sous ce climat énervant, chez ce peuple toujours en tension sous le joug des rites étranges, sont fréquemment citées. Nous reviendrons sur l'alcoolisme qui s'appelle « l'attachement aux liqueurs spiritueuses » et sur la folie qu'il provoque.

D'abord, à côté des états de veille, de rêve et de profond sommeil, on en considère un quatrième, celui *d'extase*, d'évanouissement, de stupeur comme quasiment normal et physiologique, et les *songes* font partie de la vie ; un des attributs du Buddha est sa science dans l'interprétation des songes ; quelle merveilleuse gerbe de folies, de déséquilibres, de monstruosités dut éclore et s'épanouir sous un tel climat et chez un tel peuple : toutes les folies, toutes les perversions y foisonnent, mêlées à la vie normale, la pénétrant à tel point que la démarcation entre le normal et l'anormal devient impossible.

Dans le Kandjour, nous trouvons indiqués des remèdes, des breuvages pour les lunatiques.

La possession démoniaque (encore que les livres

auxquels nous faisons allusion ici soient tout à fait en dehors de ceux qui se rapportent à la magie) est mentionnée plusieurs fois ; elle devait donc, même pendant la décadence de la vieille Magie Védique être considérée comme fréquente ; parfois aussi le peuple amoureux du mystère se hâte trop de conclure à la présence du démon et à traiter de fou celui dont il ne peut comprendre les paroles : une femme était enceinte (d'un futur Bodhisattva), elle prononçait des paroles inintelligibles pour sa famille, on la crut atteinte d'une *maladie démoniaque*, mais un bhiksu l'ayant entendue, expliqua que, bien au contraire, ses paroles étaient celles de la sagesse même et commentaient les livres sacrés suivant leur sens profond et caché.

Ailleurs (1) un conte relate un cas qui paraît se rapporter assez nettement à la *mélancolie gravidique:* La mère du « solitaire » pendant toute sa grossesse recherchait la solitude, et l'enfant hérita de ces dispositions.

Un thème qui donne lieu à mille variations et qui revient avec une fréquence obsédante dans tous les récits, contes et légendes est la punition des actes mauvais commis dans une vie antérieure par les habitudes de *coprophagie* imposées au coupable, les prétas, les prêtis qui expient dans les tourments leurs crimes et leurs fautes n'ont souvent d'autre nourriture que des excréments et de l'urine, qu'ils vomissent et

(1) *Karma Çataka*, IV, 6.

remangent sans cesse ; une odeur nauséabonde s'exhale d'eux, leur couleur est noirâtre, toujours tourmentés par la faim et la soif, ils n'ont pour l'assouvir et l'apaiser que cette immonde nourriture (1).

Ailleurs un ancien bourgeois très riche et très coupable est transformé en un *ver* énorme qui vit dans les excréments (2), et en maints endroits des vers dévorent ceux qui doivent expier : une prêti est ainsi montrée dans les Enfers, semblable à une torche, aveugle, rendant des *vers par* le nez et par la bouche, répandant une odeur affreuse.

Parmi les animaux ennemis de l'homme se trouvent naturellement au premier rang puisque nous sommes dans l'Inde, les *serpents*, qui deviennent la personnification des mauvais génies et qu'il faut reconnaître dans les nagas malfaisants ; leur poison est subtil et rapide, mais en eux-mêmes ils portent leur contre-poison. Si ce n'était peut-être pousser un peu trop loin les analogies nous serions tentés de croire qu'il y avait là comme une première idée des théories qui devaient trouver leurs confirmations vingt-cinq siècles plus tard. N'avons-nous point déjà vu plus haut le bois merveilleux de Jivāka, et n'avons-nous point trouvé dans un conte extrait du *Tripitaka* la description complète d'une « machine volante ». Mais gardons-nous de conclure, on a quelque peu abusé du « rien de nouveau sous le soleil ».

(1) Chavannes, *loc. cit.*, n° 135. — *Avad. Çat.*, n° 44. — *Id.*, n° 50, etc

(2) *Karma Çataka*, II, 19.

Le *serpent*, animal exécré sous tous les cieux, y est parfois vu dans le rôle d'un parasite ; et en outre du bouillon d'un animal de même espèce qui annihile son venin, un remède qui le fait sortir de son hôte involontaire est un breuvage de graine de cumin, de kandjikā en fleurs (*Siphonanthus Indica*) et de moutarde noire.

Ne quittons pas le chapitre des animaux nuisibles à l'homme sans faire allusion à un vieux conte du *Pant.*, dans lequel un singe fort avisé boit l'eau à distance à l'aide d'un chalumeau fait d'une tige de lotus, dans le but évident d'éviter les parasites, et après qu'il a bu, nous voyons un rākchasa sortir de l'eau, le cou orné de pierres précieuses ; peut-être serait-il permis de soupçonner ici la personnification des grosses sangsues de l'Inde.

Moins terribles, plus facétieux sont parmi les parasites, le pou et la puce, familiers de tous les hommes et de tous les temps ; le *pou blanc* Mandavisarpini (qui rampe lentement) est joué et battu par la *puce* Agnimoukha (bouche de feu) (1) plus rapide et plus agile, alors qu'ils se disputent le sang du roi, plus doux que celui du peuple à cause de sa nourriture choisie.

PATHOLOGIE EXTERNE

Nous avons vu au début de ce travail quelle importance était attachée à la constatation des *monstruosités*

(1) *Pant.*, X.

dans l'espèce humaine, nous n'y reviendrons pas. Nous nous attacherons peu d'ailleurs à l'étude des maladies externes. Il est bien évident qu'en dehors d'une étude médicale, dans des écrits purement littéraires, ce qui frappe les auteurs, ce sont surtout les maladies entraînant une difformité apparente, monstruosités comme nous l'avons dit plus haut (cf. Fille à 18 membres, à 3 mamelles, enfant janicéphale, etc.), gibbosités, ulcères, maladies de peau ; ou soumettant le patient à de violentes douleurs (cf. Les malades de Jivāka).

A propos des *gibbosités*, disons, sans conclure, que telle méthode qui fut, il y a quelques années, remise en honneur, se trouve décrite, et, non sans quelque humour, dans un conte extrait du *Trip.* (n° 286) :

« Un homme qui s'était avisé de s'affliger d'être
« bossu, avait prié un médecin de le guérir ; le médecin
« le frotta avec du beurre ; il le mit entre deux plan-
« ches, puis il pressa de toutes ses forces, mais il ne
« s'aperçut pas que les yeux du bossu lui sortaient de
« la tête au même moment. »

Une autre méthode se rapproche beaucoup de celle-ci, on la retrouve dans l'histoire, quelque peu fantaisiste, de la fille à trois mamelles qui, mariée à un aveugle, s'éprit d'un bossu.

Elle veut se débarrasser de son mari, et dans ce but, fait un bouillon de serpents venimeux dont elle le charge de surveiller la cuisson, lui disant que ce sont des poissons. Le fumet de cette singulière cuisine rend la vue à l'aveugle, mais, feignant toujours de ne point voir, il observe les coupables. Soudain, ivre de colère, n'ayant point d'armes, il se saisit du bossu et le lance dans la poitrine de sa femme. « Or, par l'effet du coup « que lui donna le bossu, le troisième sein de cette « femme rentra dans sa poitrine, et par cela même que « son dos toucha le sein, le *bossu devint droit !* »

Les *plaies* (il doit s'agir d'un remède populaire) sont traitées avec du crottin de cheval, les *brûlures* avec de la graisse de singe.

Les *ulcères* sont fréquemment nommés, ici résultant de la morsure des poux, tandis que là, c'est un véritable ulcère trophique que nous présente un ermite : pris en amitié par un nâga, il est enserré par celui-ci qui fait sept fois le tour de son corps. Obligé de demeurer ainsi sans mouvement, il s'amaigrit et se couvre d'ulcères. Dans deux autres cas, il paraît s'agir d'ulcères d'origine syphilitique : c'est d'abord un enfant qui *naît le corps couvert d'ulcères* et pour compléter l'horreur du tableau, on nous dit que bientôt ce fut une masse de chair vive, exhalant une odeur infecte, et dont le pus et le sang sortaient goutte à goutte.

L'autre conte est relatif aux ulcères dont un homme fut couvert, répandant une odeur nauséabonde ; il en fut affligé pour avoir volé des fleurs offertes à un stupa du Bouddha, afin de les offrir à « une fille de joie » — dont il voulait obtenir l'amour. On le soigne avec des remèdes rafraîchissants qui ne font qu'aggraver son mal. Un médecin célèbre prescrit de lui frotter le corps avec du santal d'un grand prix. Mais seul le Buddha put le guérir, car le mal était plus dans son cœur que dans son corps.

La *calvitie* est réputée fort ennuyeuse, mais les médecins ne paraissent pas fort habiles à la guérir si l'on s'en rapporte au trait suivant. Un malade demandait à son médecin un remède à la calvitie dont il était affligé ; l'homme de l'art, pour toute réponse, ôta son bonnet et lui montra son propre crâne ! — Histoire pour tous les temps.

A mettre à côté de la calvitie, au nombre des afflictions qui excitent la moquerie, la *castration* involontaire qui ne manque pas de donner lieu à quelques remarques faciles à deviner.

Les maladies des yeux sont souvent citées et des remèdes sont indiqués dans le *Kandjour* dont nous regrettons de ne pouvoir donner un aperçu.

Dans le *Sūtrālaṃkāra* nous trouvons le récit de la guérison du fils du roi de Chine (1) qui est une jolie légende.

Le fils du roi était aveugle et personne ne pouvait le guérir. Des marchands étant venus de Takṣaçila, son père leur demanda s'ils connaissaient quelqu'un capable de lui donner un remède. Ils répondirent que c'était assurément le vénérable bhikṣu Ghoṣa. Alors le roi envoya son fils, chargé d'un butin magnifique, à Takṣaçila où était le couvent de Ghosa.

(1) *Sūtrālaṃkāra.*

Le vénérable lui promit de le guérir, et ayant fait fabriquer un grand nombre de tasses de cuivre, il les distribua aux moines afin que ceux-ci y recueillissent les larmes d'enthousiasme et d'émotion que leur ferait verser l'audition de la Loi. Il prêcha, les larmes coulèrent abondantes des yeux de ceux qui l'entendirent. Ayant rassemblé toutes ces larmes il en lava les yeux du prince qui s'ouvrirent à la fois à la lumière du jour et à celle de la vérité.

OBSTÉTRIQUE

Au sujet des croyances et coutumes relatives à la grossesse, sexe de l'enfant, etc., nous renvoyons à ce qui a été dit au chapitre « Grossesse ». (Cf. plus haut.)

L'embryologie n'est pas une science née d'hier si l'on s'en rapporte aux bodhipakshika dharmas qui contiennent une théorie du développement graduel de l'embryon dans le sein de sa mère; et, dans le *Kandjour*, Cākya est montré donnant des leçons « sur la formation graduelle du corps humain, et les conditions d'existence dans la matrice ».

L'avortement qui, volontaire, est classé parmi les plus grands crimes, est signalé en dehors de toute idée criminelle.

L'épouse du roi Po-lo-nai accoucha à terme (?) d'une « masse de chair rouge comme la fleur de l'hibiscus (1). »

(1) Chavannes, *loc. cit.*

Une autre femme, épouse d'un Cākya, devient enceinte; au bout de 8 ou 9 mois (?) (1), elle accouche encore d'une grosse boule de chair, mais tout s'arrange grâce à une incubation artificielle des plus imprévues. Bhagavat dit en effet au père : « Ne crains rien, place cette boule de chair dans du coton bien préparé; trois fois par jour essuie-la bien de tes propres mains, puis arrose-la de lait largement. » Au bout de 7 jours il naît, suivant la promesse du Buddha, « cent jeunes gens, « tous beaux, admirables, charmants, doués de tous les « membres principaux et secondaires, ayant la force « des héros ».

En dehors de cela, l'avortement criminel est comme partout connu et pratiqué, et l'ingéniosité des hommes à détruire la vie qu'ils appellent leur a suggéré, dès l'antiquité, les moyens encore employés par les matrones de nos jours. Un hérétique (2) *masse* sans discontinuer le ventre d'une femme pour la faire avorter, mais le crime n'atteint pas son but; si la femme meurt, l'enfant sort du corps de sa mère morte dont le ventre se fend.

Et dans les enfers une preti accouche nuit et jour de cinq enfants qu'elle dévore ensuite, en punition d'un crime de sa vie passée : étant la femme d'un Çresthi elle était stérile et conseilla à son mari de prendre une deuxième épouse. Celle-ci étant devenue enceinte, elle en conçut une violente jalousie, et donna à la future

(1) La durée générale reconnue de la grossesse est de 10 mois (lunaires).

(2) Ed. Chavannes, *loc. cit.*

mère une drogue abortive qui, aussitôt absorbée, fit périr le fœtus.

Nous avons raconté plus haut, au sujet de la pathologie de la grossesse, un cas de *mélancolie* gravidique, et pour *simuler une grossesse*, une bhiksuni éhontée qui voulait calomnier le Buddha accroche sous ses vêtements une volumineuse boule de bois à l'aide de cordes qui la retiennent, mais des anges, métamorphosés en souris, rongèrent les cordes, et la boule tomba à terre au milieu d'une assemblée, avec un grand fracas, confondant ainsi la simulatrice et dévoilant ses mauvais desseins.

THÉRAPEUTIQUE

Plus que toute autre partie de la médecine physique, la thérapeutique est l'objet de fréquentes comparaisons avec la médecine de l'esprit.

« Le germe, dit un yogin, d'où sortent tous les « maux (spirituels) est l'ignorance, tandis que la véri- « table intelligence les extermine. De même que la thé- « rapeutique a quatre objets principaux : la maladie, la « cause de la maladie, la guérison et le remède, de « même le Yoga consiste en 4 parties : à savoir : le « Sāmsāra, la cause du Sāmsāra, la Délivrance, le moyen « de la Délivrance. »

Les livres sacrés aux chapitres de la règle des bhiksus contiennent de nombreuses indications relatives aux médicaments ; la règle est sévère d'ailleurs, la plupart des médicaments sont considérés eux-mêmes comme des objets de luxe et on doit autant que possible s'en abstenir.

Au moment de l'ordination (1) on indique au moine les quatre choses nécessaires :

1° Des aliments en aumône ;

2° Des vêtements de rebut ;

3° Une habitation au pied d'un arbre ;

4° Comme remède : *seulement de l'urine de vache* ; du luxe sont : le ghee, le beurre, le miel et le sucre.

En pratique l'usage d'autres médicaments est autorisé au bhiksus (2).

« Quand il est malade, le moine peut prendre du « ghee, du beurre, de l'huile, du miel, et du sucre, *en « tant que médicaments.* De même le Seigneur a per« mis l'usage médical de cinq graisses : à savoir la « graisse d'ours, l'huile de poisson, l'huile de marsouin, « le saindoux, la graisse d'âne ; de même l'usage de di« verses racines qui tiennent une grande place dans la « pharmaceutique indoue, telles que le gingembre, le « safran d'Inde, le calamus et l'andropogon. La prépara« tion et l'emploi d'extraits, cimes ou de thés tirés de « l'azadirachta, etc., l'emploi de feuilles, de fruits, de « gommes possédant des vertus curatives, de sels, de « poudres, d'onguents pour les yeux, même de la chair « crue et du sang, l'utilisation de poudres à priser et

(1) Kern, t. II, p. 34.
(2) Kern, t. II, p. 75

« de pipes pour humer la fumée (1), tous ces moyens « ont été autorisés par le Buddha.

« De plus la médecine emploie, avec son autorisation, les moyens suivants : des frictions avec des onguents, « trois sortes de ventouses, autant de sortes de bains « de sueur, des douches, des saignées ; l'emploi de la « lancette pour enlever les tumeurs, des liquides cor- « rosifs, des gargarismes, des remèdes pour purifier « les blessures, des alcalis corrosifs, des purgatifs, des « clystères. Cette énumération suffira pour donner quel- « que idée de la médecine indienne à l'époque où fut « rédigé l'écrit canonique (*Maha-Vastu*, 6-14) auquel « nous empruntons ces détails. »

Mais tout cela se rapporte à ce que nous avons pu appeler la médecine scientifique. A côté de celle-ci, les légendes nous montrent quelques exemples de thérapeutique populaire ; nous avions déjà vu les plaies traitées par le crottin de cheval, et les brûlures soignées à la graisse de singe.

Quant au remède souverain représenté par l'urine de vache, il est à peine besoin de faire remarquer, tant le caractère sacré de la vache dans l'Inde est universellement connu, qu'il ne s'agit pas là, comme la nature du médicament pourrait le faire supposer, d'un remède de bonne femme, mais bien au contraire d'une médecine quasi divine.

L'eau a des vertus curatives particulières ; il est par-

(1) Mais il s'agit d'autres herbes que du tabac.

fois question *d'eau merveilleuse* guérissant toutes les maladies.

Dans un récit qui se retrouve à la fois dans le Pantchatantra et dans un des livres du *Tripitaka* (1), conte à coup sûr ancêtre de notre lai de l'Oiselet avec lequel la ressemblance est frappante, nous voyons que le paon merveilleux se jette dans l'eau en prononçant une incantation, et les gens du pays qui burent de cette eau furent guéris de toutes leurs maladies.

L'eau est aussi matière à médication d'allure moins poétique et les Indiens n'ont eu garde d'oublier dans leurs récits la farce classique et universelle du malade qui boit l'eau destinée à *un lavement* (2), ce qui nous prouve d'ailleurs que ce mode de traitement était connu.

Les multiples cures de Jivāka nous ont montré la confiance accordée aux moyens chirurgicaux et au nombre des talents du Buddha nous voyons qu'il sait chasser la fatigue par le *massage* (3).

Mentionnons seulement la thérapeutique tantrique d'une étendue immense, phrases, charmes, mantras pour guérir toutes les maladies, c'est le reste de la vieille magie de l'*Atharva Veda* (4), celle vers laquelle, comme nous l'avons dit, la médecine bouddhique après s'être établie sur une base d'études sérieuses, va revenir dans sa période de décadence.

(1) Ed. Chavannes, n° 90 et 20.
(2) Ed. Chavannes, n° 316.
(3) *Sūtrālamkāra*, p. 312.
(4) Voir à ce sujet : *Atharvada-Veda*, trad. V. Henry.

HYGIÈNE

Il nous reste à envisager ce qui, dans les ouvrages que nous avons consultés, se rapporte à l'hygiène, tant au point de vue prescriptions qu'au point de vue des connaissances relatives aux conditions de maintien de la santé.

Ce chapitre, qui tout d'abord semblerait, à juste titre, devoir être très développé, sera en réalité assez succinct. En voici les raisons : le fait que dans toutes les religions orientales, par suite de la nature du climat, de l'indolence des peuples qui a obligé les législateurs à donner à leurs prescriptions la force de dogmes, la part de l'hygiène a été très importante ; ce fait, disons-nous, a donné lieu à de nombreux et importants développements, certains de très grande valeur. D'autre part l'étude de l'Hygiène dans l'antiquité orientale n'acquiert un véritable intérêt que faite d'un point de vue comparatif, lequel nous ferait sortir des limites de notre travail. Continuant donc simplement notre revue des quelques curiosités recueillies au cours de nos lectures, nous signalerons seulement quelques particularités, les unes ayant réellement un intérêt médical, les autres un intérêt simplement documentaire au point de vue des mœurs bouddhiques, les autres enfin n'ayant pour intérêt que leur bizarrerie, bizarrerie, ajouterons-nous, toute relative, car il ne faut pas oublier qu'il serait téméraire à nous, occidentaux et latins, de vouloir juger les mœurs et coutumes du même point de vue que les orientaux d'il y a vingt-cinq siècles, et que nous ne saurions voir les choses sous le même angle.

La Réforme du Buddha porte principalement sur des conceptions métaphysiques, tout nous permet donc d'admettre qu'en dehors des prescriptions particulières qu'il édicte pour les moines de sa congrégation, elle n'intéresse en rien les grands préceptes d'hygiène du peuple qui demeureront tels qu'ils étaient énoncés dans les lois de Manou, particulièrement au livre V, traitant des Règles d'abstinence et de purification, et au livre XI : Pénitences et expiations.

Les lois de Manou, en effet, renferment un traité d'hygiène des plus complets, tous les actes de la vie y sont minutieusement réglés dans le sens le plus favorable à l'exécution de la loi et à la conservation de l'espèce. Nous laisserons de côté ces prescriptions pour plusieurs raisons : la première est que leur transcription formerait à elle seule un livre et qu'il est beaucoup plus simple de les lire dans le recueil lui-même (1) ; que leur étude d'ensemble a été intercalée dans plusieurs travaux et thèses auxquels nous renvoyons (2), ou qu'enfin leur commentaire détaillé, eu égard à la période historique à laquelle elles se rapportent, nous ferait sortir du cadre de ce travail. C'est en de nombreux endroits que nous trouvons relatées des *épidé-*

(1) Cf. *Lois de Manou*. Trad. Loiseleur-Deslongchamps, Paris, 1838.

(2) Cordier, Bruzon, Valentin, Bochinet (voir Index bibliographique).

mies et l'histoire du Buddha nous offre le récit de son heureuse intervention lors de celle qui sévissait à Vaiceli (cf. plus haut), et nous avons vu celle de la maladie d'automne, dont seul le dévouement du roi (changé en poisson Rōhita) put délivrer les moines. L'*Avadāna Çataka* (n° 14, p. 65, traduction Feer) nous parle d'un mal épidémique de nature indéterminée, très contagieux, qui ne cessa que lorsque le bienheureux Candra eut donné son manteau de moine au roi pour l'accrocher au sommet de la bannière royale.

La notion d'épidémicité par les *eaux* et de la transmission, par leur intermédiaire, des fièvres, paraît entrevue à plusieurs reprises, mais si défense est faite de boire certaines eaux contenant des animalcules, c'est uniquement pour ne pas priver ceux-ci de la vie, et c'est pour la même raison qu'il est défendu d'arroser avec ces eaux de l'herbe ou de la terre.

Non seulement ainsi on ne provoque pas la mort de ce qui est contenu dans l'eau, mais on évite de tuer les êtres qui sont à la surface de la terre, car nous dit un fidèle : « Même envers les moustiques et les fourmis je ne conçois pas de pensée de meurtre. »

L'eau ne doit pas être souillée par les excréments ni par l'urine : « On ne doit pas faire ses besoins dans « l'eau, ou faire de l'eau, ou cracher dans l'eau à moins « qu'on ne soit malade. » (*Sangha*, art. 75. du titre 9.)

Les prescriptions de Manou relatives à la défécation et à la miction étaient très nombreuses, nous en retrouvons dans la loi de Buddha les principales indications

7

dans le précepte que nous venons de citer et dans ces deux autres :

« On ne doit pas faire ses besoins ou faire de l'eau « debout à moins qu'on ne soit malade. »

D'ailleurs dans un conte nous voyons un bhiksu taxé de grave inconvenance parce qu'il urine debout.

« On ne doit pas faire ses besoins, ou faire de l'eau « ou cracher sur la verdure à moins qu'on ne soit malade. »

Et les détritus doivent toujours être déposés loin de l'habitation et à plus forte raison loin du temple. Ce dernier doit être aussi respecté en évitant la souillure du voisinage ou de l'odeur d'un cadavre.

Les cadavres, au moins ceux des souverains sont brûlés : voici le testament que dicta le Buddha à son disciple Ananda qui lui avait demandé comment on devait traiter son corps après sa mort. Il déclara qu'il faudrait laisser ce soin aux bourgeois et aux laïques, qui, dit-il, traiteront le corps de la façon suivante : « Comme celui d'un souverain du monde. Ils l'envelop« peront d'abord d'un linge neuf, puis d'un morceau « de coton, et répéteront cela cinq cents fois : ensuite « ils le mettront dans un sarcophage de métal, conte« nant de l'huile, qu'ils recouvriront d'un autre sarco« phage de métal ; ils élèveront ensuite un bûcher de « toutes sortes de matières odoriférantes ; ils y brûle« ront le corps du souverain et élèveront enfin à un « carrefour un tumulus voûté ».

On fit aussi un bûcher splendide pour brûler les

corps des cinq cents bhiksunis qui avec Gautami étaient entrées toutes ensemble dans le Nirvanä, on couvrit les corps de santal, de parfums et d'huiles odorantes et on alluma le feu.

Les livres sacrés que nous considérons donnent peu de détails sur l'*habitation*, peut-être pour cette raison que leurs prescriptions s'appliquent aux moines et que ceux-ci devant avoir, au moins primitivement, leur habitation au pied d'un arbre tout se trouvait très simplifié.

En revanche l'hygiène individuelle tient une très large place et fréquemment le législateur insiste sur les *soins de propreté* corporelle.

La première occupation du bhiksu en se levant doit être de se *laver les dents*, la même opération est prescrite au retour de la tournée pendant laquelle il va mendier sa nourriture, et après le repas.

La brosse à dents est d'ailleurs une baguette dont on mâchonne une des extrémités, mais défense est faite de l'avoir longue de plus de 8 pouces, elle devient dans ce cas un instrument dangereux, s'il faut en croire la légende qui raconte qu'un jour les bhiksus s'en servirent pour battre un des leurs, incident à la suite duquel le Seigneur détermina la longueur que devait avoir le bâtonnet.

Avec la brosse à dents figure au nombre des objets que doit posséder le disciple du Tathāgata un *filtre* pour son eau (toujours pour éviter la mort des animalcules).

Les *ongles* doivent être propres et les prescriptions relatives aux *bains* sont innombrables ; les ablutions sont un acte si nécessaire que les moines pratiquent l'usage, d'ailleurs répandu en Orient, d'offrir de l'eau pour se laver les pieds à l'étranger qui vient chez eux.

Tous les actes importants de la vie sont précédés d'un bain : avant de devenir Çramana celui qui a manifesté le désir de devenir un religieux du Buddha doit s'être baigné et avoir la tête rasée.

Se baigner d'ailleurs fut la première action du Maître après les sept semaines de méditation pendant lesquelles il était arrivé à la Sagesse suprême (1). « Comme « pendant tout ce temps il n'avait ni mangé, ni fait « sa toilette, il voulut se laver le visage. Indra, le roi « du Ciel lui donna en outre de l'orpiment dont il se « servit comme d'un cosmétique pour le corps, puis « une branche de bétel comme cure-dents et de l'eau « pour se laver la bouche. »

Parfois aussi il est question de bains parfumés, d'eau chaude saturée de parfums.

Les vêtements eux aussi doivent être lavés et tout un chapitre du Kandjour traite de la manière de les nettoyer. Le bhiksu doit se vêtir de haillons abandonnés mais il doit *les laver d'abord*, le matelas (?), les sièges doivent être lavés également.

Le vêtement est un objet de première nécessité, mais en aucun cas il ne doit devenir un objet de luxe; même le vêtement *destiné à cacher une maladie de peau* ne doit pas dépasser la mesure prescrite et

(1) KERN, t. Ier, p. 17.

l'épaule droite du moine doit toujours être découverte. Le chapitre de la *nourriture* comporte aussi un nombre infini de prescriptions; citons ici à titre de curiosités un certain nombre de préceptes relatifs à la manière de manger. Sous le titre de « bonne éducation » ils nous renseignent sur quelques manquements à la civilité puérile et honnête qui devaient être fréquents, à en juger par la nécessité que voit le législateur de les interdire.

Il faut :

Accepter la nourriture donnée avec une estime reconnaissante ;

Accepter la nourriture donnée en ayant conscience des dimensions du pot à aumônes;

Accepter la nourriture donnée avec juste autant de sauce qu'il en faut et non davantage;

Accepter la nourriture de manière qu'elle aille juste au rebord du pot sans le dépasser :

Manger la nourriture donnée avec une estime reconnaissante ;

Après avoir *accepté* la nourriture, la *manger* en suivant les mêmes préceptes;

Puis manger sans enlever d'abord quelque chose du tas du milieu ;

Ne pas cacher sous le riz la sauce ou les épices dans l'espoir d'en obtenir davantage.

Ne pas *demander pour soi-même* de la sauce ou du riz, ni les manger à *moins qu'on ne soit malade*;

Ne pas regarder avec envie le pot d'autrui :

Ne pas prendre des bouchées trop grosses:

Façonner chaque bouchée de riz avec les doigts de manière à en faire une petite boule;

Ne pas ouvrir la bouche avant d'avoir avalé la bouchée précédente ;

Ne pas mettre toute la main dans la bouche en mangeant :

Ne pas parler avec la bouche pleine;

Ne pas manger de manière à jeter les bouchées dans la bouche;

Manger chaque (*sic*) bouchée de suite sans s'arrêter;

Ne pas manger de manière à ce que la bouchée fasse saillie derrière les mâchoires;

Ne pas secouer les mains en mangeant;

Ne pas laisser tomber le riz en mangeant;

Ne pas tirer la langue en mangeant;

Ne pas claquer les lèvres;

Ne pas lapper;

Ne pas lécher les doigts;

Ne pas lécher l'assiette;

Ne pas lécher les lèvres;

Ne pas prendre d'une main sale la cruche à eau;

Ne pas verser à l'intérieur de la maison l'eau mêlée de riz dans laquelle on vient de laver l'assiette.

Nombreux sont les aliments prohibés, au moins pour les moines. Nous avons déjà vu que le sucre, le miel, le beurre ne doivent être mangés qu'à titre de médicaments; *la chair* des animaux à sabot non fendu est interdite, et même toute chair vendue par un boucher, dont le métier est ignoble et même est mentionnée dans la défense : la chair humaine !

Sont aussi défendus : l'usage du lait non baratté (déjà aigre mais non encore caillé) et du vin nouveau de palmier.

Souvent on retrouve *l'exclusion de l'ail*, sauf à titre de médicament; ses indications sont alors innombrables.

Mais si les restrictions sont nombreuses au sujet des aliments qu'il est permis de prendre, le jeûne tout comme les macérations est minutieusement réglementé et ne doit pas être trop sévère, car « la vraie voie s'écarte également des passions et des macérations excessives ».

Les grandes pénitences étaient en grand honneur parmi les brahmanes et ils reprochèrent au Buddha lui-même de n'avoir pu supporter, sans tomber en syncope, le jeûne pendant lequel il ne prit chaque jour qu'un grain de riz et un grain de sésame. D'ailleurs nous verrons les disciples du Buddha reprocher à leur tour aux brahmanes corrompus de se croire quittes envers la loi, dont ils ne pratiquent que les commandements extérieurs sans en suivre l'esprit de renoncement et d'amour.

Enfin pour terminer rappelons que nulles lois n'insistèrent davantage sur les dangers et les conséquences de *l'alcoolisme*.

Primitivement l'usage de l'alcool n'était interdit qu'aux brahmanes ; il faut croire que l'usage s'en généralisa jusqu'à l'abus, car c'est un thème qui revient avec une extrême fréquence que la description de l'ivresse et de la folie provoquée par l'alcool : « Trouble « de l'esprit, chute à terre, paroles inconvenantes, « l'ivresse fait voir tous les signes du délire (1). »

Voici quelle est de celui qui vend le vin,
Et de celui qui le boit la punition :
On devient irascible, ce qui mène à l'abrutissement :
On se met en colère et on devient noir,
De sorte que le visage change de couleur.

(1) *Pant.* : Le tisserand, le barbier et leurs femmes.

« Le vin seul est la racine des trois sortes de Karmans. » Un upsaka malade à qui le médecin prescrit comme seul remède efficace de la viande de chien et du vin, accepte avec quelque difficulté la viande de chien mais repousse avec la plus grande énergie de contrevenir à la loi en buvant du vin.

L'ivrognerie est désignée comme une des six habitudes qui ont pour conséquence une diminution des biens, et les cinq actions immorales sont : meurtre, vol, adultère, discours menteurs, absorption de liqueurs enivrantes.

Dès l'époque la plus reculée la phtisie est considérée comme une conséquence du penchant pour « les viandes, les boissons fermentées, les femmes et la violence » (Sutra, XIII, v. 5).

Et non seulement l'absorption du vin et des liqueurs, mais encore l'incitation même au péché d'ivrognerie est punie par la folie. « Tu dis que quand on donne aux autres du vin, on est puni de cela par la folie. »

Nous laisserons intentionnellement tout ce qui se rapporte à ce que les peuples modernes ont réuni sous le nom de médecine légale, les tares et les vices de l'humanité, ses faiblesses et ses défaillances ont été les mêmes dans tous les temps et sous tous les cieux. Chez les Indous délicats, épris de beauté morale et chez qui l'avènement de la religion nouvelle, en apportant la notion de charité, n'excluait pss celle de justice, nous savons que tous les crimes contre la vie, toutes les dérogations à l'harmonie de ses lois furent flétris et condamnés.

CONCLUSIONS

Les quelques notes que nous venons de parcourir, bien que très succinctes, nous permettent d'arriver à nous faire de la médecine hindoue à la période bouddhique l'idée d'ensemble que voici et que nous avons déjà exposée.

La médecine à cette époque n'est déjà plus une médecine purement empirique. On y trouve, certes, encore des évocations, des formules magiques, mais elle évolue vers la *médecine scientifique*.

D'autre part, plus que chez aucun autre peuple ancien, la médecine hindoue dépasse les limites de simples prescriptions ou croyances relatives à l'hygiène et se confond avec la médecine de l'âme, formant avec celle-ci un ensemble dont toutes les parties sont solidaires les unes des autres.

Enfin la médecine hindoue arrivée à son apogée vers la période bouddhique suit la grande réforme religieuse dans sa bonne et mauvaise fortune, son déclin et son retour vers la médecine magique datent du retour de la puissance brahmanique.

BIBLIOGRAPHIE

OUVRAGES CITÉS

Açvaghosa. Voir Sūtrālaṃkāra.

Avadānaçataka. Trad. L. Feer. *Annales du Musée Guimet*, t. XVIII, 1891.

Cerisé. Notices sur les doctrines médico-physiologiques des Indous. *Annales médico-psychologiques*, 1843-1844.

Ed. Chavannes. Cinq cents contes et apologues traduits du chinois. Paris, Leroux.

P. Cordier. Origines, évolution et décadence de la médecine indienne. *Ann. d'hyg. et méd. colon.*, IV, I.

— Vāgbhata. Étude historique et religieuse. *Journ. asiat.*, 1901, t. XVIII, IXe série.

— Introduction à l'étude des traités médicaux sanscrits inclus dans le Tanjur thibétain. Hanoï, 1903. *Bulletin de l'École française d'Extrême-Orient*, III.

L. Feer. Trad. Avādana-Çataka, Karma-Çataka, Kandjour.

E. Hardy. Manual of Buddhism.

Hitopadésa. Trad. Lancereau.

Kandjour. Fragments traduits par L. Feer. *Annales du musée Guimet*, II, 1881.

Karma-Çataka. Trad. L. Feer. *Journ. asiat.*, 1901, t. XVII.

Kern. Histoire du Bouddhisme dans l'Inde, trad. G. Huet. *Annales du Musée Guimet*, t. X, Paris 1901.

S. Lévi. La science des religions et les religions de l'Inde.

Pançatantra. Traduction Lancereau, Paris, 1871.

Sutrālaṃkāra. Traduction sur la version chinoise de Kumārajīva, trad. Ed. Huber. Paris, Leroux, 1908.

Weber (Alb.). Histoire de la Littérature Indienne (Berlin). Trad. Sadous, Paris, 1859.

OUVRAGES A CONSULTER

A. Barth. Les Religions de l'Inde.

A. Bouchinet. Thèse Faculté de médecine. Paris, 1890-1891.

R. Briau. Coup d'œil sur la médecine des anciens Indiens. *Bull. de l'Acad. de médecine*, 1858.

Bruzon. La Médecine et les religions. Thèse Faculté de médecine. Paris, 1903-1904.

Burnouf. Introduction à l'histoire du Bouddhisme indien. Paris, 1876.

P. Cordier. Étude sur la médecine hindoue. Thèse Faculté de Bordeaux, 1894.

— Note bibliographique sur les travaux de Jolly (de Wurtzbourg). *Journ. asiat.*, 1901, t. XVII.

Daremberg. Histoire des sciences médicales, 1870.

— Recherches sur l'état de la médecine durant la période primitive de l'histoire des Indous. *Union méd.*, 1867, t. I.

Foucaux. Histoire du Bouddha Cakya-Mouni. Paris, 1860.

A. Foucher. Étude sur l'Iconographie Bouddhique de l'Inde. Paris, 1905.

V. Henry. Atharvā-Veda, traduit en parties avec commentaires.

— La Magie dans l'Inde antique. Paris, 1909.

Stanislas Julien. Voyage des pèlerins bouddhistes. Paris, 1857-1858.

Liétard. Essai sur l'histoire de la médecine chez les Indous. Thèse de Strasbourg, 1858.

— Lettres historiques sur la médecine chez les Indous, Paris, 1863.

— La physiologie et la cosmologie dans le Rig-Veda. *Gaz. hebd. de méd. et chir.*, 1867.

— Articles Suçruta et Dhanvantari, in *Dictionnaire Dechambre*.

— Art. médecine, in *Grande Encyclopédie*.

— L'hygiène et les institutions sanitaires dans l'Inde ancienne. *Gaz. hebd. de méd. et chir.*, Paris, 1883.

Michea. Recherches sur l'état de la médecine chez les anciens Indous. *Un. méd.*, 1847.

Pauthier. Les livres sacrés de l'Orient.

Piery et **Remy**. *Revue de méd.*, 10 septembre 1911.

J. F. Royle. An essay of the antiquity of hindoo medecine. Londres, 1837.

G. Schreiber. La protection de l'enfant dans l'Inde antique. *France médicale*, 1912.

E. Sénart. Essai sur la légende du Buddha. Paris, 1882.

P. Soupé. Études sur la littérature sanscrite. Paris, 1877.

H. Taine. Le Bouddhisme (*Journal des Débats*, mars, 1864), et Nouveaux essais de critique et d'histoire.

Valentin. Les Religions orientales dans leurs rapports avec l'hygiène et la prophylaxie des maladies contagieuses. Thèse Faculté méd. de Paris, 1893.

INDEX DES NOMS PROPRES

Açoka Ier (sans chagrin) : neveu du Buddha Kâçyapa.

Acoka II : roi de Magadha.

Agni : le feu divinisé.

Ajātaçatru (ennemi avant d'être né) : fils de Bimbasāra, roi de Magadha et de Vaidehi ; tue son père.

Ananda (toute joie) : assistant et confident du maître, était né comme lui de la famille des Çākyas.

Anāthapindada (qui nourrit les orphelins) : Çresthi de Çrāvasti grand protecteur du Buddha.

Apsaras : beautés femelles, divinités célestes.

Bimbasāra : roi de Magadha.

Brahmadatta : ancien roi de Bénarès.

Çakra : nom habituel d'Indra chez les Buddhistes.

Çākya : peuple de l'Inde auquel appartenait le Buddha, avait pour roi Çuddhodana et pour capitale Kapilavastu.

Çākyāmuni : le Buddha.

Çāriputra : un des deux disciples principaux de Çākyamuni.

Çīva (prospère) : Divinité brahmanique.

Çravasti : capitale du Koçala où régna Prasenajit.

Çuddhodana : roi des Çakyas, père de Siddhārta-Çākyamuni.

Çuklā (blanche).

Daçairças (10 têtes) : fils de Brahmadatta.

Devadatta (donné par un dieu) : traître envers le Buddha.

Gandharvas : musiciens célestes.

Gangā : le Gange.

Gautama : nom patronymique de Siddhârtha.

Gautami : tante de Çakyamuni.

Jāmbāla (fangeux).

Jambudvîpa (continent du laurier-rose) nom : de l'Inde en sanscrit.

Jivika ou **Jivāka** : célèbre médecin.

Kacangalā : mère de Çākyamuni pendant 500 naissances.

Kāçyapa Ier (qui boit la lumière) : Buddha, prédécesseur de Çākyamuni.

Kaçyapa II : un des grands auditeurs de Çākyamuni.

Kapilavastu : capitale des Çâkyas.

Kauçika : un des noms d'Indra.

Kinnaras (sont-ce des hommes?) : génies surhumains gagnés au Buddha.

Magadha : partie méridionale du Behar, royaume ancien et florissant.

Maruts : dieux du vent.

Meru : montagne qui plonge dans la mer et supporte le ciel.

Nāgas : serpents aquatiques.

Prasenajit : roi de Koçala.

Rāma : héros indien ; modèle de constance dans l'infortune.

Rāxasa, **Rāxasi** : génies malfaisants.

Rohita : poisson merveilleux dont la chair inépuisable est un remède sûr contre les épidémies ; Padmaka se transforme en Rohita par un simple vœu, en se laissant tomber dans le Gange.

Siddhārtha : nom de naissance de Çākyamuni.

Soma (la lune).

Sthaviraka (vieillard) : naît à 60 ans.

Tathāgata : un des qualificatifs du Buddha.
Tripita (triple corbeille).

Vadrika (le grand) : enfant malingre guéri par le Buddha.
Vaiçaìli : ville de l'Inde.
Vaidehi (femme du Videha) : une des femmes de Bimbasāra, mère d'Ajātaçatru.
Varuna : divinité indienne, un peu méprisée par les Buddhistes.
Virûpā : laide.

Yama : dieu des morts.

INDEX DES MOTS SANSCRITS

Açravā : les mauvais désirs, la souillure morale.

Arhat « digne », 4e degré de perfection.

Arya : noble respectable.

Ayatana : organes des sens.

Bhiksu, bhiksunî, « mendiant, mendiante » : nom habituel des moines et nonnes bouddhistes.

Bodhi : intelligence supérieure.

Bodhisattva : futur Buddha.

Brahmacarya : pureté, chasteté.

Buddha : éclairé, intelligent. Celui qui possède la Bodhi suprême.

Buddha. Dharma. Sangha : le Buddha, la Loi, la Confrérie, les « trois joyaux ».

Cakravartin : monarque universel doué des mêmes signes physiques que le Buddha.

Çāstra : livre.

Çramana : ascète, moine bouddhiste, cité le premier parmi les mendiants.

Çresthì : notable, chef de marchands, grand négociant.

Dānapati : personnage riche et libéral.

Dharma : la loi, le 2e joyau.

Dharmā : les lois (ou conditions de l'existence), ne sont pas « le moi. »

Dhyāna : « méditation extase ».

Guru : « précepteur ».

Kalpa : immense période comprenant des millions d'années.
Karma : l'acte moral et la fatalité qui en résulte.
Kleça : le mal moral.
Kokila : coucou noir.

Maitrī : amour (pour tous les êtres).
Mantra : paroles magiques de guérison.

Nirvāna : la fin du Saṁsāra, assuré par l'acquisition de la Bodhi.

Pâramitâ : les 6 vertus ou perfections qui précèdent l'acquisition de la Bodhi.

Rûpa : « forme » le premier des cinq Skandhas — le corps — ce qui subit l'action du froid, du chaud, de la faim, de la soif, etc.

Saṁsāra : la transmigration, le va-et-vient, le roulement de l'existence, la série des existences sucessives.
Skandha : « agrégat »; nom générique des cinq éléments de la personnalité qui sont : rupa, vedanā, sañjña, saṁskarā, viñjāna.
Sloka : Stance ou vers de 32 syllabes.
Sûtra : discours dogmatique du Buddha.

Tchandāla : homme de la dernière condition.
Tripiṭaka : « la triple corbeille », le corps complet des écritures bouddhiques lu par Tripita au nom de Kâçyapa.

Upâsaka : adhérent laïque du Bouddhisme.

Vedanā : sensation.
Vihāra : résidence du Bouddha et de ses moines, monastère.

Yogi : ascète qui se livre à la pratique du Yoga.

INDEX DES MATIÈRES

L

M

N

O

P

4136. — Tours, imprimerie E. Arrault et Cie

www.ingramcontent.com/pod-product-compliance
Ingram Content Group UK Ltd.
Pitfield, Milton Keynes, MK11 3LW, UK
UKHW021102260726
13994UKWH00002B/654

9 782329 446783